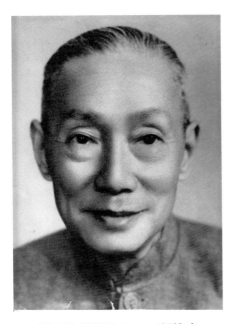

顾氏外科奠基人——顾筱岩

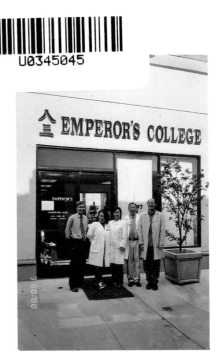

2006年顾乃强与美国中医药大学同事的合影

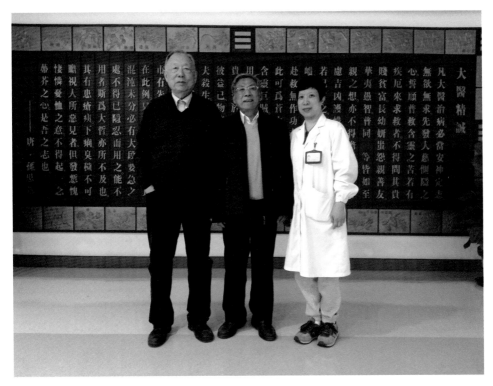

顾乃强与本书主编唐新、顾问楼绍来在天山中医医院的合影

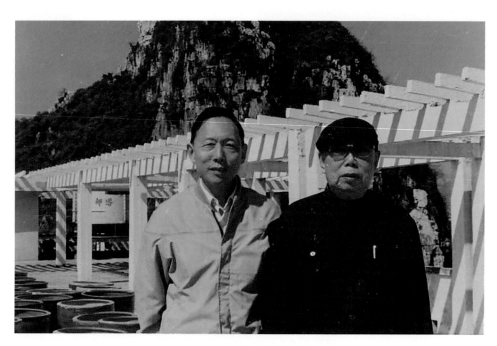

顾乃强与其父亲顾伯华的合影

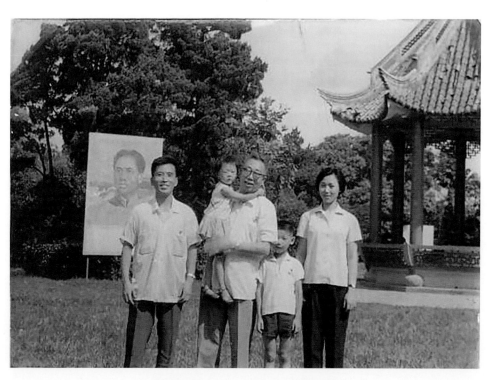

顾伯华携家人在曹溪公园的合影

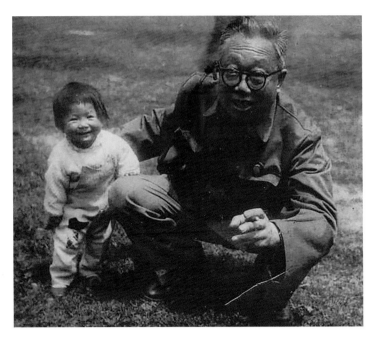

顾伯华与孙女的合影

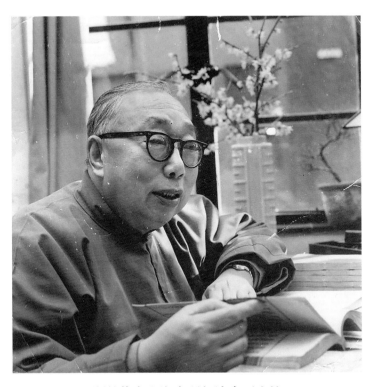

顾伯华在上海寓所阅读中医古籍

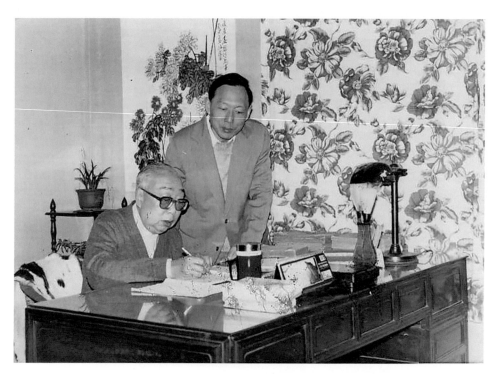

顾伯华的工作照

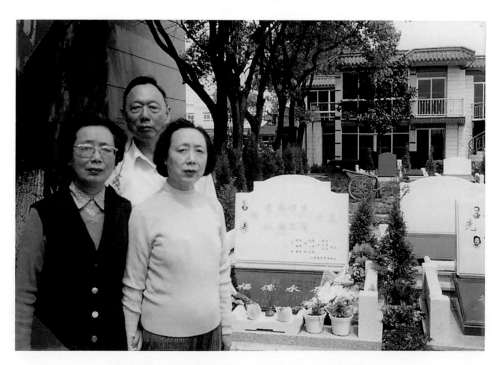

顾乃强与妹妹顾乃芬、顾乃芳在上海颛桥合影

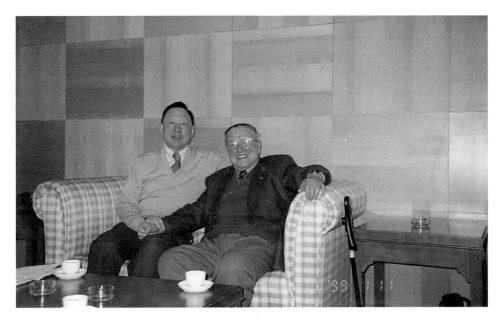

顾乃强与科学院院士谈家桢合影

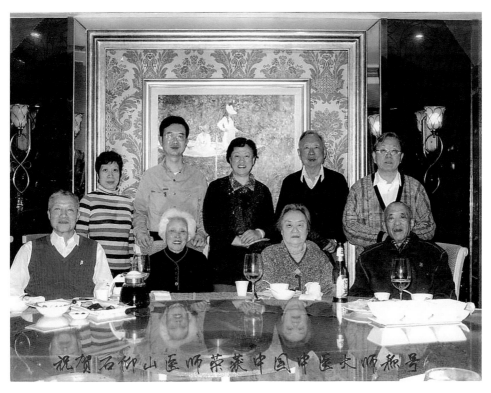

祝贺石仰山医师荣获中国中医大师称号

顾乃强与石仰山在其获国医大师时的合影

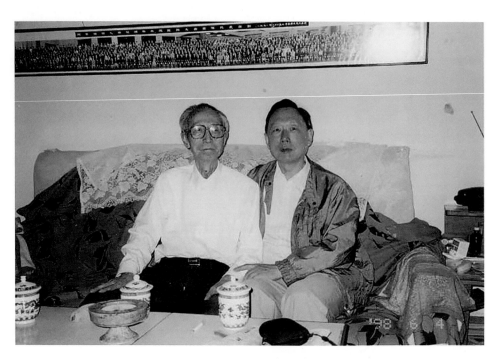

顾乃强与中医大师裘沛然的合影

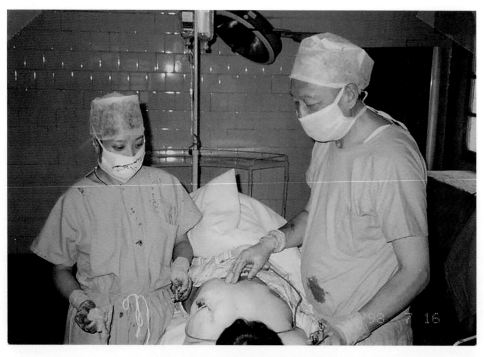

顾乃强与唐新在手术室的合影

证 书

命名 顾乃强 为上海市非物质文化遗产

项目 顾氏外科疗法 代表性传承人。

上海市文化广播影视管理局
二〇一二年六月

上海市非物质文化遗产项目顾氏外科疗法代表性传承人证书

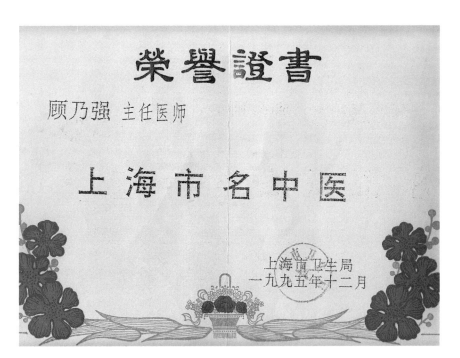

榮譽證書

顾乃强 主任医师

上海市名中医

上海市卫生局
一九九五年十二月

上海市名中医证书

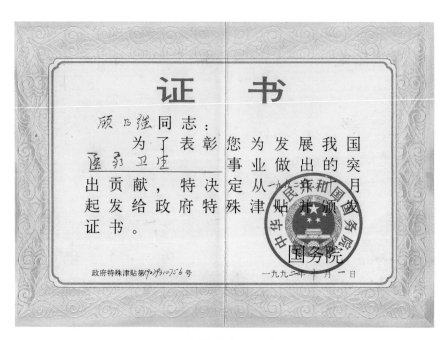

政府特殊津贴证书

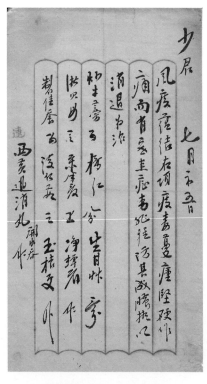

顾筱岩先生方笺存真

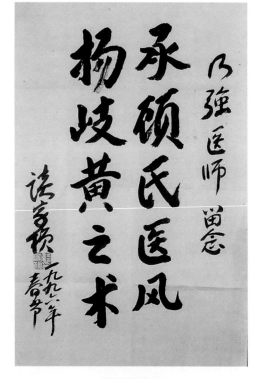

谈家桢提词

海派中医学术流派系列图书

顾氏外科

顾乃强临证经验集

唐 新 主编

科学出版社

北京

内 容 简 介

本书介绍上海中医流派顾氏外科疗法非物质文化遗产代表性传承人顾乃强的临床经验。顾乃强是上海市名中医,自幼受到祖父顾筱岩和父亲顾伯华的教诲,深得家传施方用药的真谛。

本书系统地总结了顾氏外科的传承发展并收录于传承篇,顾氏外科擅长疗疮、乳痈的防治并收载于医话篇,在医案篇收载了疗疮、乳痈、流痰、流注、皮肤杂病等大量案例并加以按语点评,在医论篇中阐发顾乃强治疗乳腺增生、乳腺炎、乳岩、甲状腺疾病、急性阑尾炎等临床总结和评论,具有较高的学术价值和医教研的参考价值。

本书适合于医学院校中医、中西医结合专业学生学习使用,也适合于中医外科、皮肤科从事中医学研究的人员参考使用。

图书在版编目(CIP)数据

顾氏外科顾乃强临证经验集 / 唐新主编. —北京:科学出版社,2018.9

(海派中医学术流派系列图书)

ISBN 978-7-03-058285-0

Ⅰ. ①顾… Ⅱ. ①唐… Ⅲ. ①中医外科学-中医临床-经验-中国-现代 Ⅳ. ①R26

中国版本图书馆 CIP 数据核字(2018)第 160719 号

责任编辑:陆纯燕 王立红/责任校对:王晓茜
责任印制:黄晓鸣 /封面设计:殷 靓

科 学 出 版 社 出版
北京东黄城根北街 16 号
邮政编码:100717
http://www.sciencep.com

上海万卷印刷股份有限公司印刷
科学出版社发行 各地新华书店经销

*

2018 年 9 月第 一 版 开本:B5(720×1000)
2018 年 9 月第一次印刷 印张:10 彩插:4
字数:164 000
定价:60.00 元

(如有印装质量问题,我社负责调换)

《顾氏外科顾乃强临证经验集》
编辑委员会

主　审　顾乃强

主　编　唐　新

副主编　楼　映　张统宇　吴克永

编　委　唐　新　顾乃强　楼　映　张统宇

　　　　吴克永　顾乃康　顾乃芬　顾乃芳

　　　　顾乃明　顾　炜　顾胜蓝　顾　莹

　　　　顾雄文　朱　滢　薛　亮

顾　问　楼绍来

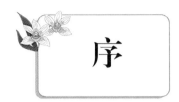

序

　　由上海市长宁区天山中医医院中医外科唐新主任亲任主编并会同楼映、张统宇、吴克永精心编撰的《顾氏外科顾乃强临证经验集》一书即将付梓，为此我心潮澎湃，时时不能平静。他们精心整理和挑选了我从医五十余载的诊治医案。医案配以代表性的病案分析点评及结合案例阐述的评语和心得，仿佛这些往日的患者再次出现在我的眼前。我对他们为完成本书出版所付出的艰辛努力表示衷心的感谢。

　　时光匆匆，我自毕业后行医已有五十余年，所编写的论著和学术论文不少得到了父亲的审阅、修改，真正起到了画龙点睛的作用，这也大大提高了投稿的命中率。先辈的指点不但使我的治病经验得到了提高，同时我的行医水准也在不断拔高。

　　在本书即将出版之际，我想起三十年前和潘群、杨军三人合力完成编著的《外科名家顾筱岩学术经验集》。《外科名家顾筱岩学术经验集》是从先祖生前的一百多份方笺中逐一筛选出来的，书中选方用药和辨证论治具有顾氏特色。《外科名家顾筱岩学术经验集》初稿完成后呈交给父亲顾伯华审定和修辞，他当时激动和兴奋的心情溢于言表，并赞誉我们能将先祖昔日治病用药的风采重焕光芒和造福后世。当今顾氏外科疗法已被评定为全国非物质文化遗产项目，《外科名家顾筱岩学术经验集》的出版为顾氏外科疗法定为非物质文化遗产发挥了重要作用。先祖顾筱岩在 20 世纪 60 年代中期因患严重哮喘，经常卧病床褥，他自知在世之日不多，但有一个心愿就是能将顾氏外科传承创业史、顾氏验方秘方、顾氏的学术观和其生平事迹出书成文并留给后人传承发扬，我姑父苏复应命完成初稿，但却被扼杀于摇篮之中。《外科名家顾筱岩学术经验集》所载之顾氏方笺真迹全部由顾筱岩大弟子沈楚翘无私无偿地提供，为《外科名家顾筱岩学术经验集》的出版起到决定性的作用，如先祖知道，他的心愿得以实现，他一定会含笑于九泉。

一个医学流派要传承发展必须要有门人学生和志愿拜师的继承者，由于顾氏外科第二代顾筱岩于 20 世纪 30 年代已在疡医外科上享有很大的名声，所以欲求拜于他门下的学生不少。当时虽有"传子不传婿，教会徒弟饿死师父"的流传，先祖顾筱岩却不以为然。在他执业的二三十年中所收授的学生门人多达十余人，这在医林中也属少有。他安置学生住宿，供应学生膳食，聘一流教师每周定期上课，门诊上言传身教，因此学生们学习三年结业时无论理论水平还是诊治疾病的实际能力都得到飞速的提高。这些专业的学生，每个一出师门就能独当一面地自立诊所，并且门诊业务蒸蒸日上，每日门诊数量不下三四十人，甚至也有每日门诊数量近百的佼佼者，祖父顾筱岩诊所门诊业务依然门庭若市。顾筱岩在师徒关系上真正做到了"你尊师，我爱徒"。正月初三是祖父的生日，学徒们必然结伴来祝寿及拜年。

顾伯华遵循国家为名中医配备学术继承人（俗称"师徒结对子"）政策；遵循顾氏流派、顾氏家风，广播桃李，恩泽后学，他所培养的学生接班人，因人施教树人，总结为经心、倾心、悬心、细心、耐心，这"五心"蕴含着教师传授知识和人格感化的双重责任，他对学生的施教不会有亲疏之分。顾氏外科流派师徒传承也是一个十分重要的方面。

我从上海中医学院（现为上海中医药大学）毕业后分配到长宁区中心医院中医外科，当时学科的掌门人是祖父顾筱岩的门人谢秋声，他在该区的中医界也享有很高的威望，我进入中医外科又潜移默化地传承了顾氏外科的医德医风。尊师爱徒是顾氏的传家宝，我在天山中医医院担任主任期间，除了对分配到科内的年轻医生认真传帮带，对外地来沪的进修医生也认真带教，其中有曙光医院的黄美琴主治医师，华山医院的吴克永主治医师。当时有人感到诧异，怎么三级医院的医生会到二级医院天山中医医院来进修，当时进修医生风趣地说"这是天山中医医院庙小，菩萨大"。他们会逆流而上，在外科领域里发挥出蓬勃生机，在顾氏外科的分支领域里成为杰出的学科带头人。

归结顾氏外科学术流派的传承发扬，师徒之间的互尊互爱是重要的纽带和接力棒。如果说我在几十年的耕耘中得到了一些成果，都是师生共同努力而取得的，我愿顾氏外科后继有人，一代又一代地将顾氏外科推向新的高峰。

顾乃强

2018 年 2 月

医家传略

顾乃强医师出身于中医名门外科世家，顾伯华长子，生于 1938 年，1957 年就读于上海中医学院，1963 年毕业分配至上海长宁区中心医院，1988 年调入上海天山中医医院。他从事中医外科事业五十余年，在医教研方面取得了卓著的成就，主编《实用中医乳房病学》《乳病百问》《外科名家顾筱岩学术经验集》《外科名家顾伯华学术经验集》等专著，得到市、区等嘉奖。他获得上海中医药大学兼职教授的职称，负责中医外科博士研究生、硕士研究生的带教、考评及论文评审。

顾乃强医师 1991 年获得主任医师职称。他自 1992 年起担任上海市卫生局中医高级职称评审委员；1992 年 10 月荣获国务院特殊津贴；1995 年被评为上海市首批名中医。

1985 年全国中华中医药学会外科学会成立，顾乃强被推举为副主任委员，并自 1989 年起被推举为乳腺病专业委员会主任委员，连续七届担任专业委员会主任委员，对全国乳腺病科研和临床的发展起了很大的作用。

1996 年以顾乃强为主的天山中医医院中医乳腺病专科被上海市卫生局推举为上海市医学领先专业特色专科，三年中完成了"乳腺病电脑专家诊疗系统"等科研项目，并通过审核。

1999 年顾乃强医师退休后赴美通过考试取得了美国加利福尼亚州中医针灸专业执照，受聘于美国洛杉矶中医帝国大学及友三中医大学，继续致力于中医文化的传承和研究，对弘扬中医文化及对外交流起到了积极的桥梁作用。

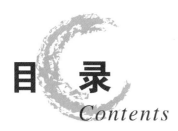

目 录
Contents

序

医家传略

传承篇

医话篇

医论篇

医案篇

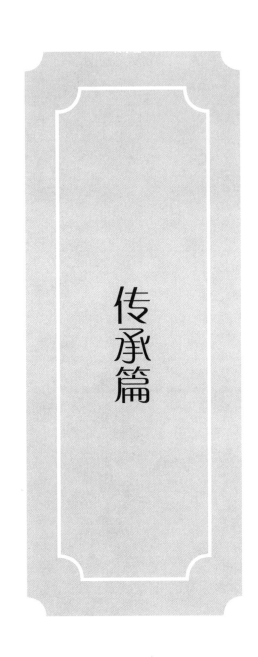

传承篇

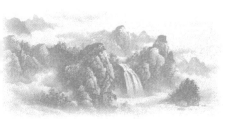

顾筱岩先生的学术成就

顾筱岩（1892~1968 年），上海浦东人，世代业医，操持疡科，先祖云岩公、伯父筱云公均以疡科誉满桑梓。顾筱岩秉承家学，幼承庭训，继承家业，从师于父兄，他才思尤丰，深得真传，勤学深研，专攻岐黄，基础功力深厚。他以医本仁术为宗旨，出自慈爱天性，怜悯贫病疾苦，从不计较诊金多少，甚至施诊给药，他救世济贫的崇高医德，得到社会大众的称颂。

顾筱岩高尚医德和精湛的医技，流传四方，诊务不断发展，就诊者日益增多，数以百计，他细致入微，审证用药，殚心竭虑，待患者和蔼可亲，从不厌怠。在业务上他精益求精，不但善取先辈圣贤的经验，广征博采各家之所长，更可贵的是不耻下问，甚至患者所供之验方也在所不遗，一一吸收，临床实践，化裁提高。他深研经典理论，重视临床实践，以先贤孙思邈"行欲方而智欲圆，心欲小而胆欲大"为行医指南，师古而不泥古，学今而能化裁，独具胆识，不断创新，形成了自己的学术思想，创研了不少行之有效的验方和颇为独到的外治疗法，逐步形成和奠基了顾氏外科流派。

顾筱岩医学为人仰慕，历年来求留门下者甚众，他广收门人和培植顾氏后辈，传授他的卓越医技，学生门人达十余人之多，遍布沪上各大医院，继承和发扬顾氏外科的特色。

顾筱岩治学严谨，培养学生高度负责，他要求学生练习书法，指导学生摊膏药、捻药线、研药粉等各种基本功。他要求学生在临诊中分析病案，学有所长，还要求学生熟读古书经典、外科专著，以明代陈实功所著《外科正宗》为基础，其他外科名著如《外科心法》《疡科心得集》《外科全生集》等也需参明融化，门人后辈虽已在中医学府结业，他认为学无止境，不能固步自封，还专门聘请黄文东老师为门人子弟授课，温故知新，使他们在理论上有更高的造诣。

顾筱岩声名虽高，但他十分注意自我精神修养，家传"涵养草庐"的横匾，对他有很深的影响，他以"涵养"作为自我修养的座右铭，无论多么繁忙，闲暇之余酷爱养鸟、栽花、欣赏字画古玩，以此为乐。"涵养"二字恰如其分地反映了他平易近人、谦逊和蔼的高尚情操，为后辈起了模范师表的作用。

顾筱岩以擅长疡科而闻名于世，尤以治疗疔疮而负盛名。疔疮素有"疮中之王"的冠称，历来外科有"谈疔色变"之说，疔疮症情凶险，善行数变，有"朝发夕死，随发随死"之说，他在疡医生涯中，独具胆识，很多重危的疔疮走黄患者，在他的高超医术下起死回生，数不胜数。因此沪上有患疔疮重症者，无不求治于他。社会上给予他"疔疮专家"的美誉。他在论治疔疮上的成功绝非偶然，在疔疮外治法上的不断创新和进取，足以揭示出他成功的奥秘。他以苍耳子虫和咬头膏相结合，即用苍耳子虫浸于银珠、蓖麻油中，取名"疔疮虫"，其提脓拔毒更有奇效，屡试屡验，从此以"疔疮虫"外治面部疔疮，顾氏"疔疮虫"盛传一时，家喻户晓，"疔疮虫"治疗疔疮有良好的功效。

在疔疮内治方药中，他吸取古方"七星剑""五味消毒饮""犀角地黄汤""黄连解毒汤"等有效方药，衍化提高，并从民间有效验方中汲取精华，相得益彰。他善于总结，不断提高，创研治疗验方"芩连消毒饮"，发挥了治疗疔疮的独到功效。

在学术理论上，他提出"外之症实根于内"的立论，指出阴疽流痰，症发于外，其由气血脾胃先衰于里，脑疽疔疮虽见于外，受病之源在于脏腑蕴毒。他说："疡医务必精内，疮疡大证其形于表而根于内，治外而不治其内，舍本求末，何焉得瘳厥疾。"他在论治中，以"外之症必根于内"立论，从整体观念出发，治病求本。

脾胃是气血生化之源，气血又是化毒之本。他在疮疡论治中十分重视脾胃和饮食的调摄。他对东垣脾胃学说颇有心得，脾胃和气血盛衰与疮疡的顺逆转化休戚相关。在七恶的辨证中十分注重脾胃是否衰败，虽患大症，倘若脾胃未败，是谓"得谷者昌"，尚有转机之望，如脾胃已败，百药难施，是谓"绝谷者亡"，症多凶险难治，他对《外科正宗》所说"诸疮全赖脾土，调理必须端详"有深切的体会。

他在治疗痈疽发背内陷症时，凡见脓水稀少干涸，精神萎顿，呕恶频作、滴药不入等症时，他主张扶助胃气是当务之急，嘱患者每日服食小公鸡一只，以血肉有情之品，食疗扶正托毒，每使已入险境的垂危者，脓水得多，肿势高聚，胃口渐馨，精神也回。他不循忌口之陈规，而能独具胆识，食疗代药，扶助胃气，发前任之未发，实是渊源于脾胃学说，是从"脾胃是气血生化之源，气血是疮疡化毒之本"的立论出发，无论阳证、阴证都重视脾胃，时以食疗和药物相结合，每每取效，而起着相得益彰的作用。

他对"以消为贵，贵乎早治"的观点，尤多心得。他曾说："治疡之要，贵乎早治，未成者必求其消，治之于早，虽有大证，也可消散于无形。"他在消法的使用上颇有创见发扬，如外吹乳痈的专方——《外科正宗》中的瓜蒌牛蒡汤。他认为该方之配伍，疏散之品不足，清热之品有余，因此他得其意而勿泥其迹，宗其法而不拘其药。以鹿角霜代鹿角，存其散热行血消肿之能，去其温补助邪之弊，并创研红灵丹，内外合治，多获消散。对阴证流痰，温经散寒化痰以消之；对瘿瘤，采用软坚化痰散结；对乳癖、乳中结核，采用调摄冲任，疏肝理气。不论阴证、阳证，他主张力求其消，以消为贵，贵乎早治的观点，实有防微杜渐之功，不失先知未乱之训。

顾筱岩在疮疡辨证中首重阴阳，贵在详审。他曾说："疡科之症，百千万态，首重辨别阴阳，阴阳无误，治必中病。"他在疮疡辨证中，分清阴阳属性。阳证者，多因火毒而生，其毒浅而来势急，发于六腑。阴证者，多因寒痰瘀凝，其根深而来势缓，起于五脏。既要分清阴阳之所常，又要辨别阴阳之所变，在临床上阴阳错综复杂转化，有阴从阳化，有阳从阴化，有属阳似阴，也有属阴似阳，因此必须详审，明察秋毫。在治疗上必须随着阴阳转化而灵活变化，他曾说："方不在多，心契则灵，症不在难，意会则明，阴阳分清，药证合应。"他谆谆告诫，对阴阳错杂的病症不能刻舟求剑、胶柱鼓瑟，不然阴阳有误，势必吉凶反掌，当警醒之。他善辨阴阳虚实，掌握阴阳转化规律，不为成法所拘，灵活应变，发前人之所未发，足为后学之楷模。

20世纪50年代初，他移居香港，设诊所于九龙，在香港享有很高的声望，香港同胞仰慕其高明医术，凡患疡症多来求治，踵趾相接，居住香港生活虽属优越，但他赤子之心仍时时思念着内地，当1956年政府和总理向海外发出号召，指出革命不分先后，希望海外同胞为祖国统一做出贡献，他毅然放弃香港的优越条件，结束诊所，阖家反沪定居，此举在当时是前所未有的。他的行动在香港中医界引起了极大的震动，在他离港回沪前，好几位旅居在港的知名中医同道，闻悉赶来，恳言相劝他继续留港，但他决心回内地，毫不动摇。回内地后他受到政府和领导的接待和鼓励，并受聘于上海市中医文献研究馆，不考虑名誉地位，而以祖国利益和中医界前途为重，晚年虽多病时卧床榻，仍置书于榻旁，孜孜不倦，勤奋学习，同道来探望，互相切磋畅谈医学，引以为乐，在文献馆工作期间，他抱病参加著述，合作编著《外科外敷选方歌括》，并将数十年临床上擅长的疗疮走黄、乳房疾病、委中毒、骨槽风等疾病，以医案、医话发表于中医杂志及文献馆丛刊中，以期传于后人，服务于群众。

20 世纪 60 年代上海中医学院编著全国统一外科教材时，他支持子侄门人，毫无保留地将顾氏验方秘方编于教材中，为教材增辉添色，将顾氏流派方术，与各家融化成一炉，让后学取各家之所长，更好地服务于民，他豁然大度的崇高思想境界，得到了全国同道的赞许。

他在世时，由于忙于诊务，无暇著述，方笺大多由门人学生代笔。杏林挚友，顾氏门下，饮水思源，由于对他的无限敬仰和怀念，咸欲得其墨迹，引为幸事。兹幸其开门弟子沈楚翘先生，随师学习多年，珍惜其方笺真迹，珍藏先祖六十余年前的方笺真迹一百余帧，既作珍贵纪念，又为实用教材，在动乱年代，仍珍藏不弃，保留至今，实属难能可贵，这是一份十分宝贵的祖国医学遗产，他早年手书方笺，仅是其学术经验一鳞半爪，但仅此已足能显示出他论理之清晰、用药之精当。他论治立法，次第有序，条理井然，表现了他的学术思想和临床特点。

他虽长辞于世，但其崇高的医德情操、精辟的学术思想、丰富的临床经验、卓效的验方秘方，将流传千古，历代称颂，他的学术成就将随同整个中医事业继承发扬，永放光芒。

（顾乃强）

我和祖父顾筱岩的情和缘

我是祖父顾筱岩的嫡孙，顾伯华的长子，作为顾氏外科第四代传人，延续顾氏外科的发展责无旁贷。转眼我也是祖父辈，早已跨入古稀之年，光阴似箭，岁月如流，我从事中医外科也有五十多个春秋，回顾我的医涯历程，有形无形的在先祖顾筱岩的导航下乘风破浪不断前进，值此我的临证经验一书即将付梓，更使我怀念祖父和我的情和缘。

祖父共有第三代孙辈 21 人，我不是他的长子长孙，但自幼得到他的宠爱。我出生在上海福明邨，自从出生后就一直和祖父母住在一起。1948 年我又随祖父一起移居我国台湾地区。1949 年祖父又从台湾地区移居香港地区，我们兄弟姐妹 5 人也由母亲带领去了香港，但弟妹 4 人和母亲仅在香港逗留不到 10 日就返回上海，唯独我继续留在香港和祖父母生活在一起。在香港时，祖父母是我的监护人。学校和家庭的联系手册，每日要他过目盖章，除了在学业上，在生活上也处处得到祖父母的照料关心，由于祖母经常返回上海，因此在香港经常只有我和祖父及一个佣工在一起。记得我在香港时，一次急性鼻窦发炎，时流鼻血，祖父很不放心，虽然他诊务繁忙但仍亲自送我去香港最大的玛丽医院检查和治疗。

由于在香港没有其他小朋友陪伴，他经常带我到舅父家中，舅父住在香港半山，我们住在九龙，他带我去舅父家放风筝取乐，有时还带我去荔子角儿童游乐场，那是小朋友最喜欢去的游乐场，让我的童年充满了欢乐和情趣。

香港有很多的公众假期，在假期时，他也要我陪伴在侧。在香港时祖父除了门诊，有时也应邀出诊，我印象最深的一次出诊是患者面部患疔疮。我随同祖父一起出诊，仅为一个小跟班的角色，有一次在患者家中还有幸遇上了上海名医丁济万先生。

在诊务间歇，祖父常练习书法，他的毛笔字已很出类拔萃了，但他还是勤练笔头不断提高。他经常说医生在方笺上开的脉案方药，如果字迹漂亮，患者一定会拿着方笺认真地去配药，增加患者的信心是达到治疗效果的一个重要方面。

顾氏重视书法，20世纪50年代我上初中，父亲也订立一个规则，除了完成学校布置的暑假作业外，家庭作业是每日一张小楷、两张大楷。小楷临摹柳公权，大楷临摹颜鲁公，不能提前，也不能补写，要每日书写，父亲会不定期抽查，不能完成家庭作业的处罚是暂停去游泳，这个规则我们都会不折不扣地执行，这个顾氏家训、规则渊源于祖父，他勤练书法，言传身教影响着我们第三代。

1956年祖父从香港回上海定居，受聘在上海中医文献馆任馆员，每月去文献馆一次，和其他馆员交流临床心得，把先祖的文献交给文献馆存档。我在1957年进入上海中医学院就读，第一学期选读中医基础课《黄帝内经》和《本草纲目》。祖父对文献馆布置的课题，常要我帮他查阅摘录，我也乐意去完成，年复一年从不间断，这项美差对我日后查阅文献、撰写论文都能有帮助。

还记得1957年高中毕业报考大学时我一心想进西医院校，但事与愿违，阴差阳错，我被上海中医学院录取了，我有些犹豫，祖父谆谆教诲我说："万事皆有缘分，不论什么原因，最终你要进的学校总是和你有缘，人生当随缘，人是离不开缘的，既然中医学院要你去就读，说明这个学校和你有缘，你不要违背这个缘。"最终我听从了祖父的劝告入读上海中医学院，现在回顾我选择中医专业是最适合天时、地利、人和，中医专业的正确选择使我受益终身。

1958年中秋在上海中医学院大礼堂召开学院和附属医院，以及其他附属单位员工的大会，主要是传达全国中医工作会议，那天祖父、父亲和我三代人聚集在一个会场，真是机会难得，遗憾的是我们没有留下一张三人的合影。

经过六个春秋，1963年我从上海中医学院毕业，经学校统一分配，我被分配在上海市长宁区中心医院中医外科，科主任是祖父的门人谢秋声，祖父也为我庆幸，能继承祖业，与顾氏学派传人在一起工作，这是多么难得的机遇，要我一定谦虚和珍惜。我独立走上工作岗位时，他引用《管子乘马》"事者生于虑，成于务，失于傲"的典故告诫我说："各种事业总是始于谋虑，成功于实干，而失败于骄傲。不要以为出生在名家就自傲，高于人一等，一定要戒骄戒躁。"

祖父一生温良谦和，在顾氏医寓中，"涵养草庐"悬挂在厅堂，他告诫顾氏后人，从医必须要有"涵养"。"涵养"二字是先祖精神世界的内涵。他诊病耐心专注，倾听患者主诉十分耐心，给患者解释病机清楚、仔细，因此深得患者的赞誉和称颂。前贤所云"医本仁术、济世活人"，他立为自己行医的准绳。因此患者在顾老诊治后有"未药轻三分"的感觉。

我在继承祖父学术思想的同时，还继承他的医德精神，他言传身教，在潜移默化中将他的医德医风灌输给我，当今在继承顾氏外科非物质文化遗产的同时，顾氏外科流派非物质精神财富也使我得到了一笔无可估量的精神遗产，让我一生取之不尽，用之不竭。

1963年9月我拿到了第一个月的工资，我在顾氏的发源地老正兴本帮菜馆宴请祖父母、父母亲及诸多长辈，以此答谢感恩，全家老小其乐融融。这次聚会至今记忆犹新，难以忘怀。

20世纪60年代，祖父因年迈体弱很少出门，在家中的花园里养花、养鸟，还建了一个暖房养热带花木，用于欣赏、颐养情操。1963年深秋在上海中山公园举办了菊花展，他有意观赏，周末我伴他参观菊花展，还留下了一帧珍贵的照片。祖父年迈体衰，每年冬至前，我与医院的老药工为他煎熬一剂膏滋药，企盼他能健康长寿。

1966年6月"文化大革命"前，祖母中风急送长宁区中心医院，经过一个多月的救治回家康复，但自后神志再未清楚过，祖母的患病给祖父精神上和生活上造成了沉重的打击。

1966年"文化大革命"发生，这场政治灾难冲击着每家每户，祖父被抄家多次，财物细软尽遭掠夺，他对身外之物看得很淡，将钱财比喻为鸭背上的水，就让它滚吧！先祖胸襟宽阔，虽处逆境，仍能达观处世，倘无平时修养，难享古稀高龄。1967年10月我的女儿诞生，在她满月后带她去见曾祖父，他见到了第四代的小朋友十分高兴，即使我的女儿尿湿了他的床单，他还是笑哈哈的满不在乎，临别前他还差佣工买了两只老母鸡叮嘱产妇产后要进补以提高奶水质量，有益于小朋友健康。

他生前最大的愿望是能将生平录个自传留给后人纪念，更希望能将他一生从医的心得、学术观点和验方秘方汇编成集留给后世。1983年我有幸担此重任，在潘群、杨军等的全力协助下，终于将《外科名家顾筱岩学术经验集》出版问世，了却了祖父顾筱岩的遗愿，也是我给祖父最好的纪念。

1968 年 11 月祖父因胃溃疡持续出血，极度贫血，家属一致同意送他入住长宁区中心医院，院方当即给予输注全血 400mL，但毕竟病重危笃。仅住院 4 日就出现弥散性血管内凝血并发急性尿毒症，经抢救无效而与世长辞。

我失去了我敬爱的长者，至今他已离开我们半个世纪，但他的音容笑貌却使人永萦于怀。回忆往事历历在目，犹如昨天，谨记下我和祖父生活片段，以抒我们祖孙间的情和缘。

（顾乃强）

忆爷爷顾伯华

2016 年是爷爷 100 岁诞辰，不少单位都为他举办了纪念会，让大家一起缅怀这位受市民敬重、受患者爱戴、令家人骄傲的著名中医学家——上海中医药大学附属龙华医院创建人之一顾伯华医生（1916～1993 年）。

爷爷是上海浦东人，由于他出生于一个外科世家（我的曾祖父正是赫赫有名的顾筱岩医生），所以他从小就耳濡目染，为他以后迈向中医外科的成功打下了扎实的基础。爷爷在他 20 岁那年（1936 年）毕业于上海中医学院，同年 8 月在上海紫霞路 115 号开设了自己的诊所。

我开始有记忆时，爷爷已经 60 岁，在我的印象中，他圆圆胖胖的脸上架着一副很厚很厚的眼镜，嘴巴上老是叼着一支雪茄。爷爷的身材略胖，虽然其他人的描述中都说他个子不高，属于中等身材（《顾伯华》），但是在一个小朋友眼中，他的身形是高大的、魁梧的。

我跟爷爷很亲近，因为我小时候是跟爷爷奶奶和其他亲人住在一起的，我们住的是一幢三层高的楼层，底层是厨房和饭厅，我跟父母和一个当时还未出嫁的小姑姑住在一楼，爷爷奶奶和大伯一家住在二楼，三楼住着大姑姑一家，大姑姑家对面是一个很大的天台，上面养着很多鸡。由于我住在一楼，房门就在楼梯口，再加上读书不算用功，闲着无聊时就细心聆听、分辨着门口的脚步声。很快我便把大家上下楼梯的脚步声都听熟了，不用开门察看，只要听到脚步声，谁出去了，谁回家了，我都了如指掌，而且准确无误。奶奶轻快的脚步声和爷爷非常沉稳、不急不缓的脚步声，我能很轻易地辨听出来，至今依然记忆犹新。听说以前爷爷就在我们住的地方开诊所，后来他被邀请去上海市第十一人民医院（现上海中医药大学附属曙光医院）担任主任，在我懂事的时候，爷爷已经在上海中医药大学附属龙华医院当上教授级的医师了，他是我人生之路的明灯！

爷爷的高超医术是不容置疑的。虽然移居香港时我还小，但是他精湛的医术和高尚的医德，在《顾伯华》的记载中表露无遗。爷爷对中医外科疮疡、乳房病、皮肤病等都有很深的造诣，曾医治好千千万万个患者。除了治病，他还有许多创新发明，1977～1992 年，屡屡获得各种医学上的奖项。爷爷对外科常用成药进行了有效的改革，如把小金丹改为小金片、把醒消丸改为醒消片；20 世纪 70 年代爷爷发明了消肿、止痛的六应丸，这些药一直沿用至今。爷爷虽然早已是一位名医，但是他从不骄傲，对患者的贵贱贫富均一视同仁，他在家自设门诊时，对贫苦的患者，他从不计诊金多少，有时候甚至还会馈赠药物，他那崇高的医德受到广大百姓的称颂，也是现代医生应该效仿的楷模。

我对爷爷可以说是又畏又敬的。他的脾气真的不算好，平时他总是挂着笑脸，但是一发起脾气，谁也拦不住。记得有一年春节，有位亲戚来我们家小住，顽皮的我跟堂弟蓝蓝、表弟元元和牛牛把当时十分稀奇的有轮子的行李箱拿来玩。我个子比较小，所以就爬进行李箱里，他们在外面拉上拉链后，元元就骑上去，蓝蓝和牛牛一左一右地在外面推，箱子倒了，他们把它扶好再推，倒了，他们扶起来，再推……就这样我坐在闷热的箱子里跌跌倒倒了很多次，嘻嘻哈哈地玩了半个多小时。小儿年少无知，不知其中隐藏着窒息的危险。没想到玩得正起劲时，爷爷回来了，他看见我们如此胡闹，顿时大发雷霆，除了严厉地教训了我们一顿外，还罚我们不准吃晚饭，当时我们四人就算饿得双腿发软也没有人敢出声向他求情，就连慈爱的奶奶，也一副爱莫能助的样子。等爷爷吃完饭后，天也黑了，看见我们四人仍哆嗦地站在门口，才抛下一句："去吃饭！"我们望着爷爷高大的身形渐渐远离，才敢去饭厅吃饭，然后各自乖乖回自己的房间做功课。我记得那天晚上特别宁静，特别漫长。

虽然爷爷对自家人很严厉，但是对亲朋好友是很热情的。在当时物质缺乏的年代，家里有私人电话和彩电是很了不起的事，而这两样当时很稀奇的宝贝，我们家都有。原因就是爷爷不但被评为三级教授，还被选为第五、六、七、八届全国政协委员。有了这两样"宝物"后，我很神气。记得当时每次电话响起，我都会像一支箭一般冲上二楼，望着高挂在墙上，自己够不着的电话，依然露出自豪的笑容，当时，我真希望自己快快长高，可以担起接电话的"重任"。另外，当时几乎每个晚上吃完饭，我都会去爷爷房间帮他排椅子，原因是 21 寸彩电就放在他房间里，他每晚都招呼邻居亲友来我们家看电视节目。我从小喜欢热闹，读书、弹琴又不如堂姐顾炜那般勤奋、自觉，所以每天晚上吃完饭我最喜欢的就是去爷爷房间排椅子。大椅子排后面，小椅子排前面，一排四张椅子，一共排三行，我感到自己能胜任这份"工作"是一种至高的荣誉。爷爷每每看见人坐满了，就会笑眯眯地拿出鲜黄色的小食盘子，请大家吃零食。爷爷坐的那张藤椅特高、特大、特舒服，我看着爷爷高大的背影，看着满满的一房间人，自我感觉特别良好，我的爷爷一直就是我的骄傲！

爷爷为人很节省，连挤牙膏都要用牙刷柄把牙膏管刮得扁平如纸般才肯丢弃，但是他对孙辈们却是非常慷慨的。记得每年过春节，我们小朋友都会穿着新衣服，开开心心地去爷爷奶奶房间向他们磕头拜年，然后爷爷奶奶就会和颜悦色地发压岁钱给我们，我清楚地记得当时一份压岁钱是十元。知道当时的十元是什么概念吗？就是你拿着十元出去买零食一定会空手而归，不是因为钱太少，而是因为数目太大，当时很多店一天的营业额也不超过十元，他们找不出剩余的钱。记得有一次过年，我兴冲冲地拿着爷爷给我的十元压岁钱偷偷去隔壁弄堂的小店买话梅，结果店员阿姨用诧异的眼光看着我说："小孩子不要胡闹，我们一天的营业额也没有十元呢！"我那时的心情可以说是又喜又悲，喜的是我没有想到爷爷给的压岁钱竟然比外面小店的一天生意额还多，悲的是我偷偷买零食的计划失败了。

后来我随父母移居香港，平均1~2年回上海一次，当时科技不发达，印象中只有电报，没有电脑，没有传真，更没有智能电话，长途电话费又昂贵得如同天文数字，因此我们的联系就少了很多，我只好把对爷爷奶奶，对上海家人的思念埋在心里。很不幸，爷爷在1984年患了中风，虽说是小中风，损害性不算大，但是出院后身体已经大不如前了，后来再加上1988年奶奶又猝然离他而去，对爷爷身心带来了莫大的打击。

1993年10月，爷爷安详地走了，那年我正在澳大利亚读书，父母知道我跟爷爷亲近，他们怕告诉我后会影响我的学业，所以没有及时把爷爷离世的消息告诉我，令我失去了送他最后一程的机会，我至今仍深感遗憾和难过。

"家财万贯，不如薄技在身"是爷爷留给我们孙辈们的教诲，"诚信，是立身之本；坦诚，是为人之道"更是爷爷一向以来做人的座右铭，我们将永记于心并付诸行动！

2009年10月，上海中医药大学附属龙华医院为爷爷立了铜像，并为他出了传记。铜像揭幕仪式那天我和很多亲友都去观礼。铜像上的红布被揭开的一刹那，我的眼睛湿润了。因为铜像制造得很神似，仿佛爷爷又回到了我们身边：圆圆的脸，厚厚的眼镜，大大的肚子，右手拿着一本书，左手潇洒地插在裤袋里，微微地笑着，笑容是那么真、那么亲。那天的阳光分外明媚，我望着爷爷的铜像屹立在上海中医药大学附属龙华医院那一片绿茵茵的草地上，深信他作为一位现代中医外科奠基人是当之无愧的！为此我心中感到无比的欣慰和骄傲！《顾伯华》我更是看了又看，这本传记令我更了解他，更尊敬他，更怀念他！

虽然爷爷仙逝至今已经有二十余年，但是他的音容笑貌和高大的身形一直深刻地烙在我的脑海中。

（顾　莹）

《顾伯华》前言

正当世界博览会于上海隆重开幕之际，在庆祝龙华医院建院 50 周年大喜的日子里，父亲顾伯华的传记面世了。

《顾伯华》不但记述了顾氏外科的沿革和发展，也收录了父亲为继承、发扬、开拓顾氏外科事业所做的卓越贡献。这部传记所收集的资料，事实可靠，表述生动，感情真挚，语言酣畅。各个章节载录了在不同时代背景下父亲为发展中医外科事业而勤奋工作的事迹，将他培养后人的事迹和围绕着他的生动难忘往事呈现在我们面前。他的音容笑貌和熟悉身影跃然纸上。

父亲顾伯华在人们的记忆中，是一位中等身材、慈祥而豁达的长者。他总是眯着眼睛，堆着微笑，鼻梁上架着玳瑁边框、深度近视的眼镜。

他为人耿直，待人热忱慷慨。他严于律己，性格直爽，遇事喜怒均显露于脸上。他心地善良，乐于助人，平等待人，没有名医架子，不分贵贱和贫富。患者家属和他的同道都知道顾老的火爆脾气，他对看不惯的事会显得十分激动，脾气说发就发，但当事情讲过，就恢复平静，从来不记仇，也不计较恩怨得失，脾气发过后立刻雨过天晴。

父亲是祖父顾筱岩——顾氏外科奠基人的次子，他是公认的顾氏外科第三代中最杰出的继承者和开拓者，是当之无愧的现代中医外科的奠基人。

他自 1956 年投身中医教育事业以来，全身心地投入，事实处处以公为重。他承担主编中医院校中医外科教材的重任，指出编好教材是关系到培养后继人才的头等大事，责无旁贷，义不容辞。他以中医外科事业为重，处于公心，毫不犹豫地将顾氏外科的经验方、秘方全部收录到教材里。他不计名利，无偿奉献，得到父兄的赞同和支持，也得到同道的赞许。

在选拔培养继承人、提携后学方面，他也从公心出发，没有一点私心杂念。"四人帮"被打倒后，各行各业，百废待兴。1978 年，统战部遵照中央指示，为了振兴中医大业，解决中医后继乏人问题，要为名中医配备助手和接班人。他毫不犹豫地打报告，要求将原来"师徒结对子"时的学生（后来落户在奉贤农村的陆德铭）调回上海中医药大学附属龙华医院，继续当他的事业继承人。当时他丝毫没有考虑到将长子调到自己的身边，也没有考虑到趁此机会将两个女儿——一个在安徽，一个在南汇，顺理成章地从外地和农村调回上海。对于他在安排接班人大事上的表现，有人说他傻，有人说他是一时糊涂，谁能理解他的一片丹心？在待人处事方面，他心中始终有一座公私分明的天平，砝码总是往公的一端倾斜。

父亲生前担任上海中药制药一厂顾问。他从不计较个人名利得失，将自己的经验方如"六应丸""锦红片""胆宁片""麝香醒消丸"等无偿地提供给厂方研制新药，乐于为国家创造宝贵的财富，也为患者提供"验、便、利"的新药。他不计报酬、一心为公的事迹得到社会的赞扬。

他严于律己，是后辈的楷模。他经常教导我们："人生在世，第一是做人，第二是做一个好医生。这做人里头，包括实现做人的基本价值。"我们受父亲潜移默化的影响，学习他，努力做一个有文化、有修养、有思想品位的人。

这本传记是在父亲的学生、亲朋、子女的共同提议下出版的，意在鼓励后人继续完成父亲未竟的中医外科事业。

本传记的完成，全靠楼绍来先生的不辞劳苦，认真地收集资料，精心地撰写。在此我谨代表顾氏家属表示万分感谢。

长江后浪推前浪。可喜的是顾氏外科生生不息，后继有人。我们后辈以父亲为楷模，自觉地提携后学，培养顾氏外科接班人。我的学生唐新、楼映、吴克永，都在中医外科事业上做出了可喜的成绩，已成为新一代接班人的中流砥柱。若父亲在天有灵，当他看到今天顾氏外科的蓬勃发展，一定会含笑于九泉。

（陆德铭）

顾氏外科越过重洋发扬光大再创辉煌

1999 年我在国内退休后移居到美国，到了美国后一切都得从零开始，好像又站在了另一条起跑线上，因为工作了三十多年所取得的职称和称号在美国是不作数的。来美国后我先到美国东部纽约考察，从中国同道中知道要立足于美国从事中医事业，第一步必须取得当地的针灸执照，然后才能合法行医。虽然我从中医学院毕业从事临床已有三十余年，但执照考试从本草、方剂、针灸理论和穴位都必须认真温习方能迎考，我下定决心参加当地的执照考试，幸运的是我通过了考试，在 2000 年取得了针灸行医执照。更幸运的是我有幸被加利福尼亚州洛杉矶两所中医大学聘为教师，同时参加了当地的中医师公会，公会还邀请我做学术讲座，十多年来，我除了在加利福尼亚州的中医公会做中医外科专题讲座外，也将我熟悉的专题如乳房病、皮肤病在美国多个中医大学及公会进行学术讲座。我曾在华盛顿州、芝加哥、休斯敦、圣地亚哥、旧金山等地做演讲、报告，尤其感到高兴的是我对顾氏外科的学术思想及临床经验做了广泛的讲解和报告，并深受各地同道的欢迎。其中顾氏治疗乳房病的经验和治疗如红斑狼疮等自身免疫性疾病经验的论文先后共 3 篇被英文版的美国中医杂志社采用和发表。由于在美国从事中医工作的成绩，我被推荐列入在美华人杰出人才并获得表彰证书。对我来说到美国已是年过花甲，要用英文讲课和报告，边工作边学习虽十分吃力，但我想到这是人生难得的机遇，也是有力的挑战，因此我克服了重重困难，白天工作，晚上学习，我用"时过午夜灯犹明，人过花甲余晖增"作为自勉和"雄关迈道真如铁，而今迈步从头越"精气神，从零开始，得到了校领导和师生的赞美和鼓励，我庆幸顾氏外科能越过重洋、开花结果，这是顾氏外科开启的又一个里程碑，现在我已不是花甲之年，而是越过古稀之年了，至今还在学校带教和上课。《管子·乘马》中说："事者，生于虑，成于务，失于傲。"意思是各种事业总是始于谋虑，有确定的方向和目标，然后踏踏实实地做好每一件事，即成功于实干，而失败于骄傲。这样才无愧于顾氏的传人。

（顾乃强）

我的老师顾乃强

顾乃强先生 1938 年 4 月出生，从小耳濡目染，受中医世家的影响，自幼立志要学习前辈做个医生。1957 年他进入上海中医学院，经过六年的学习，1963 年毕业于上海中医学院医疗系，同年进入上海市长宁区中心医院中医外科，他具有在中医学府学习的扎实基础和家传熏陶的得天独厚的优势。

顾乃强是近代疡科名医顾筱岩嫡孙、外科名家顾伯华长子，是顾氏外科第四代传人。顾氏一生从事中医外科临床，他思维敏捷、灵活运用、善于总结、勤于笔耕，于 1965 年起先后在《上海中医药杂志》及《上海中医药大学学报》发表临床心得和临床总结论文三十余篇；并于 1987 年参与编写《外科名家顾筱岩学术经验集》，同年由上海中医学院出版社出版；2002 年主编《外科名家顾伯华学术经验集》，为弘扬顾氏外科的学术思想和传播顾氏外科的学术经验、理论做出了很大的贡献。乳房疾病是中医外科的一个主要学科，他会同学科专家及同道编著《实用中医乳房病学》，于 1993 年由上海科学技术出版社出版，同年尚编著了科普类书籍《乳病百问》，对社会大众医药知识的普及起了很大的推动作用。1993 年上海市天山中医医院建立乳腺病专科门诊和专科病房，中西医结合收治各类疑难乳腺疾病，并研制中药"乳癖灵"，在上海八所乳房专科医院临床应用，取得了确切、良好的疗效。1996年9月上海市天山中医医院顾氏乳腺病专科被列为上海市医学领先专业特色专科。

由于顾乃强在中医外科领域的出类拔萃，在1985年全国中医外科学会成立大会上，被推举为全国中医外科学会副主任委员；1989年当选为全国中医乳腺病专业委员会主任委员，并担任上海中医学会常务理事和上海中医外科学会主任委员等职。为了表彰顾乃强先生在弘扬中医学方面做出的贡献，顾氏于1990年被上海市长宁区科学技术委员会授予"长宁区首批科技人员拔尖人才"称号；1995年被授予上海市首批"上海市名中医"称号；1992年10月起获得"国务院政府特殊津贴"荣誉证书并终身享受政府特殊津贴。

本书力图如实地反映顾乃强先生的学术思想、继承和发扬顾氏外科的临床成果。因此精选了顾氏撰写的具有代表性的著作、诊治医案、医话纪实，汇集顾氏发表和刊登的论文，并对辑录了顾氏外科继承人顾乃芬、顾乃芳在各著作及论文期刊整理顾氏诊疗经验的学术论文和学生随师临床的心得和经验进行总结，其中有唐新、楼映、吴克永、张统宇等在不同角度的论文、医案辑录。在本经验集中还载有顾乃强先生子侄——顾炜、顾胜蓝、顾莹对祖父顾伯华的回忆文章和顾乃强先生深忆先祖顾筱岩前贤的回忆文章。这些都阐述了顾氏一代又一代在成长中家庭和先辈对他们潜移默化的影响，正如哲学家所总结的，人生总有一个属于自己的规律。这个规律取决于你的气质，这气质包括了家庭、教育、环境、际遇、时代和朋友。上面一连二，二连三，每一节都影响着你的未来成长，这给后学和读者都有颇多启迪。

（唐　新）

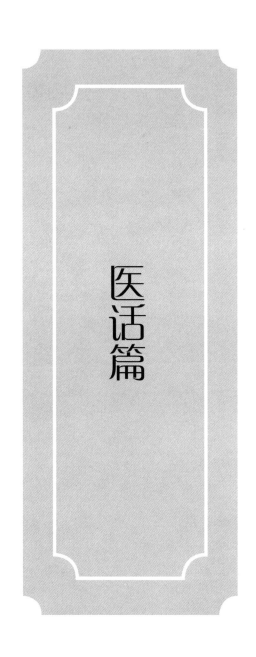

医话篇

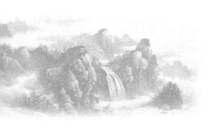

乳痈论治经验谈

　　外吹乳痈是指产后哺乳期发生的急性乳腺炎,尤其是产后不足一月的初产妇,尤易发生,它不但影响产妇分娩后康复,也每因发生乳痈后不能继续哺乳,中止母乳喂养对小儿的发育成长有很大影响,西医每给予抗生素,用时暂停哺乳,而中医外科不主张发生外吹乳痈的患者立即中止哺乳,也不推荐一旦发生急性乳腺炎就用抗生素,尤其未成脓期尽量采用内外合治以促其消散为上策,顾氏论治乳痈,贵在早治,以消为贵,重用通法,以疏表邪、通卫气为立法用药的关键。急性乳腺炎患者,就诊时除局部乳房胀痛外,全身症状伴有恶寒、高热,经用疏通表邪、卫气,乳络得通,乳房炎性肿块、疼痛与发热消散于无形。顾氏外吹乳痈消散方,取法于瓜蒌牛蒡汤。先贤剖析,瓜蒌牛蒡汤之用药清热寒凉有余,疏散通络不足,告诫我们后世弟子,对瓜蒌牛蒡汤,只能会其意,不能拘其药。顾氏乳痈消散方的组成为柴胡、苏梗、荆芥、防风、牛蒡子、泽兰、当归、赤芍、全瓜蒌、蒲公英、王不留行、鹿角霜、青皮、陈皮、丝瓜络、路路通。本方取柴胡、苏梗、荆芥、防风、牛蒡子疏散卫气以通,泽兰、当归合赤芍和营血使通,乳腺炎属痈的范畴,痈之病机是营气不从,逆于内里,法当以和营通络为旨,过用寒凉,冰凝气血,营气不通,经络不行,热毒无路可泄,必致僵持不化,营气一和,毒邪疏散,分解于经络之中,痈肿自化。和营药的选用顾氏每喜以泽兰之清香微温,伍当归、赤芍为和营消肿而用,盖取泽兰之清香入厥阴肝经血分,能疏肝气和营血,消散乳痈独有奇功。丝瓜络、路路通,宣乳络助通,鹿角霜伍王不留行温散行血、消肿使通。鹿角霜代鹿角是顾氏先贤经验,鹿角霜既存鹿角温散消肿之能,又温而不腻,可减低用鹿角过温的助邪生长之弊。蒲公英为乳痈常用药之一,它清中有通,活血之功寓于清热之中。总之全方贯穿于"通"。

　　乳痈结块,中药油膏金黄散、玉露散外敷直达病所,起到活血定痛、消肿散结的功效。乳痈红肿热痛的证候属于阳证中广义痈的范畴,同时乳痈病在乳络,内有积乳，乳汁性寒，乳汁为气血所化，血乳同源，根据气血特性，得温则行，得寒则凝，故外敷也应忌寒凉，不然亦会引起乳痈肿块形成炎性僵块，造成迁延性乳腺炎的流弊，所以顾氏外科对乳腺炎肿块的外敷，在金黄散和玉露散中掺入红灵丹，红灵丹是顾氏经验方，其由雄黄、乳香、没药、火硝、朱砂等组成，具有温通消散的功效，它与性寒的金黄散、玉露散并用，既可提高消块止痛的效果，又具有避免乳痈肿块形成迁延性僵块的流弊。在乳痈肿块外敷取材上，顾氏习用葱白捣泥外敷，取葱白有通乳汁、散乳痈之功效。葱白为泥和入金黄散或玉露散中合用，符合乳痈肿块热中有寒的个性，金黄散、玉露散与葱白泥相合可以减少金黄散、玉露散寒凉之性，达到寒温并用、和营消肿的功效。

乳痈如已酿脓不能再期望消散，必须切开排脓，引毒及郁乳外泄，方能达到痛止肿消的目的。外吹乳痈形成脓肿切开的时机、部位的深浅、切口的大小、引流的天数等是十分讲究的。顾氏先贤经验，外吹乳痈脓成切开引流主张宜熟不宜生，乳痈切开时机与指疔不同，指疔切开偏生可防止脓腐损骨，乳痈偏生切开不但减轻肿痛不多，更主要的是乳痈偏生切开往往会造成传囊乳痈的发生，后患无穷。乳痈的切口大小要适宜，皮肤切口大小和脓肿壁切口大小要一致，不能外大内小，脓肿壁疮口过小可致术后残脓及宿乳的郁积，延迟疮口的愈合，更有甚者在脓肿切开闭合后，因残脓余毒，可以死灰复燃，乳痈原位可以再度出现肿痛发热，而不得不再次行扩疮手术，徒增患者的痛苦。乳痈脓肿切开术后，药线的引流是否到位也是关系到手术是否成功的关键一步，药线引流不能因患者换药畏痛而未将药线插入脓腔，而是误将药线插在皮下夹层，药线插入脓腔但药线顶部不要直接顶在腔壁而应碰到脓腔壁后退出 1cm，可以防止换药后因药线插入不当而徒增患者的疼痛，甚至还会造成局部的创伤而出血，因此顾氏先贤对乳痈术后的换药是高度重视的。

乳痈的切口部位一般宜在脓腔的低位，这样可以防止术后袋脓，切开时刀锋宜自下而上，刀锋不宜直插脓壁，以免因此伤及血络而产生大出血的流弊，脓肿切开皮肤时用刀，抵达脓肿壁后，选用钝性血管钳撑开脓腔，促使脓液和宿乳引流通畅，脓液不必期待一次排尽，在脓液中已伴有血液溢出时，不要再挤乳排脓，硬挤排脓会伤络出血，甚至会因挤脓损伤而导致医源性的传囊乳痈。这些术前、术后易被忽视的小地方，关系到手术的成功。陈氏《外科正宗》言："脓生而用针，气血既泄，脓反难成……疮浅而针深，内脓虽出，良肉受伤。"陈实功辨脓生熟深浅和切开时机，对痈疽外症，尤其是外吹乳痈的临床应用，值得借鉴，有很大的临床指导意义。

带状疱疹治疗心得

带状疱疹是由水痘病毒引起的皮肤病，当机体感染水痘病毒后不即刻发生带状疱疹，可以潜伏在体内数十年，每当机体免疫功能低下时，才会发于体表，由于这种病毒潜伏在神经组织内，因此它是常见皮肤病中临床表现以疼痛为特点的皮肤病，虽然各年龄层均可发生，但以老年人为多，老年人患发本病，遗留神经痛可以长达一年半载，每当局部皮损痊愈后，残留神经痛可以持续很久。

带状疱疹相当于中医学的"缠腰火丹""蛇串疮""蛇丹"等。本病多发于胁肋部、胸腹部，也可发于颜面部及腹股部、会阴部。本病绝大部分患者只发一次，不会复发，病变部位只发于一侧，因此一旦出现皮损诊断还是比较明确的。

发于胸胁部位，皮损潮红焮热，刺痛剧烈，像一片火带缠于半腰，"缠腰火丹"因此得名，胁肋部即肝胆之分野，肝在志为怒，主风易动，肝胆内寄相火，若肝胆火盛，湿热蕴结，发于肌肤则成缠腰火丹，故与肝有关。患者全身症状伴有心烦口干，溲黄便燥，苔黄舌尖红，脉多弦数，因此本症之因除肝胆湿热外，心火亢盛，热伏营血，透发肌表而成火丹，因此顾老认为缠腰火丹清肝胆相火的同时，也须清心与小肠之火，内服方药用龙胆泻肝汤的同时如配合黄连解毒汤及导赤散相得益彰，药用生地黄、黄连、蒲公英、紫花地丁、水牛角、野菊花等可以使火丹灼热疼痛、口干心烦明显减轻，火丹减轻后减少清热解毒药加平肝潜阳、重镇息风之品如磁石30g，珍珠母30g，牡蛎30g，乳香9g，川楝子9g等加减，并在服用汤剂的同时用三七粉配合地龙粉、僵蚕、全蝎、蜈蚣等虫类药搜风活血止痛，对残留神经痛有较好的止痛效果。顾老曾治疗一位老年带状疱疹患者，三年前患结肠癌已做切除和化疗，胸胁右侧疼痛十分剧烈继后火带一片，火热灼痛，曾用止痛药仍不能息痛，西医做磁共振、腹部超声波检查，排除腹内有转移病灶，患者舌红苔薄，脉细弦数，心火、肝火两盛，方用一贯煎合导赤散加黄连、蒲公英、白花蛇舌草，一周后皮损红丹减轻，疼痛也见减轻，在应用泻火解毒的同时结合具体患者的状况有结肠癌手术及化疗史，体质明显阴伤，即用一贯煎代龙胆泻肝汤配合清心与小肠之火而得效。凡是带状疱疹病初阶段发于胸胁的缠腰火丹，顾老均以清心、肝二经之火为主要大法。

带状疱疹常发于腹部，顾老体会发于腹部者，多见疱疹明显并伴大量渗出，但疼痛的程度明显比发于胸胁部的缠腰火丹为轻，对发于腹部的带状疱疹顾老常用的方剂是胃苓汤加减，即在平胃散合五苓散的基础上加龙骨、牡蛎、柴胡、马齿苋、生薏苡仁等清热利湿。外用芒硝30g，明矾10g溶于200mL水中用纱布湿敷，每日 2 次，对水疱消退有显效，待皮损减少后外用青黛散清热燥湿，皮损成干痂后将青黛散用麻油调敷去痂皮。

带状疱疹偶尔也可发于会阴部，顾老曾治疗 1 例发于会阴部的带状疱疹患者，由于疱疹累及骶尾神经，除了疼痛十分剧烈，影响腰背直立外，小便疼痛引及阴茎，小便淋漓不畅，曾在外院疑诊是"生殖器疱疹"，这是一种性传播疾病，即由单纯疱疹 II 型病毒，通过性接触而传染，患者坚称无不洁性生活史，经过各种化验，最后否定了生殖器疱疹的疑似诊断，确定这是 1 例不典型发病部位的带状疱疹，经用内服龙胆泻肝汤合导赤散，并选用马齿苋、蛇床子、苦参、土茯苓等中药煎汤坐浴，疼痛日见减轻。

疔疮论治经验谈

疔疮是疮中之王，因为疔疮之患，尤其是面部疔疮若失治或误治疔毒之毒气可以迅速走散也即所谓走黄。"走黄"的记载始见于《疮疡经验全书》"疔疮初生时，红软温和，忽然顶陷黑，谓之黄走，此症危矣"。至《外科正宗》始有"走黄"二字出现，"凡见是疔，便妄加艾灸……火益其势，逼毒内攻反为倒陷走黄之证作矣"。故古有疔疮一证"朝发夕死，随发随死"之说。

现代医学证实疔疮"走黄"的主要症状是局部感染灶的金黄色葡萄球菌，或其他细菌，毒素脓栓进入血流或淋巴液所引起的败血症，或随血流进入其他器官所引起的脓毒血症，而面部特别是危险三角区毛细血管丰富，静脉中无静脉瓣装置，离脑很近，很容易由眼静脉进入海绵窦，侵犯血脑屏障，引起脑膜刺激症状。疔疮一旦走黄，病入险途，救治确实不易，俗语称"走马看疔疮"，尤其在 19 世纪 30 年代，在没有抗生素的医疗条件下，救治疔疮走黄，确实十分艰难。

早在《黄帝内经》中已载有"高粱之变，足生大疔"。自后华佗《中藏经》论五疔证候中，对赤、白、黄、黑、青五疔的论说，对疔疮的症状作了更细致的描述，而且在病机的论述方面也比《黄帝内经》的"诸病痒疮皆属于心"更为详细，它分五行为肺、心、脾、肾、肝五脏之火致五疔，从病理上发展了《黄帝内经》对疔的认识，其论："五疔皆由喜怒、忧、思、冲寒冒热，饮醇酒，多嗜甘肥、毒鱼、炸酱、色欲过度之疔为也。畜其毒邪，浸渍脏腑，久而不散，始变而成"，对疔疮病因认识仍局限于内因火毒。至唐代的《备急千金要方》始以疔疮的形态分为十三疔，对疔的病因之说也逐渐越出了内因的范畴。明代李梴《医学入门》疔疮论治篇中记有"因感死畜，蛇虫，毒气而发者"。王肯堂的《证治准绳》又提出

"因剥割疫死牛马猪羊可染疔疮"。

现今对疔疮的认识,将其分成五种,多由金黄色葡萄球菌感染为主而引起。按照部位不同分为颜面疔疮、手足疔疮,手足感染后继发淋巴炎列为红丝疔;由于接触疫死牛、马、猪、羊感染炭疽杆菌而引起的列为疫疔;由于损伤皮肉,接触污泥、粪便,感染厌氧菌、产气杆菌而引起气性坏疽疡的疔称为烂疔。

顾氏外科对颜面疔疮患者的局部辨证和全身辨证均十分重视,以防疔毒走黄的发生,防患于未然,局部辨证注意疮顶是否高突。四周有红肿者较轻,因为四周有红肿乃是有护场,"护场"乃是毒仍然聚而未散,是人体对局部毒气浸染有防御功能的表现;疮顶出现平陷软绵者较重,平陷软绵是已失"护场","失护场"乃是人体防御功能薄弱,毒气有走散之势。顾氏先贤十分推崇《外科准绳》"疔,四周有赤肿,名曰'不护场',不可治"。"护场"现代医学认为是机体由于炎性反应形成局限浸润的防御圈,以后在一定时间内,这个护场日益和附近组织分离,最后和脓液一起由溃疡内脱落到皮肤外面而痊愈。"不护场"则疔毒越出局限范围,不从外泄,火毒内功,入营入血,毒陷五脏,发为走黄。

疔疮局部辨证重视对痛和麻木不痛的辨证,如患者局部知痛者较轻,说明局部仍有抵抗力,可以酿脓泄毒;如局部麻木不痛者为重,反映抵抗力差,酿脓毒从外泄。疔疮疮顶脓者为轻,疔毒可以随脓泄为转轻,疔疮疮顶干陷无脓或但流血水或黄水者较重,毒气不能排出,势必内攻入里。

顾氏先贤对疔疮全身症状的辨证谆谆嘱咐必须注意观察患者的五善七恶。疔疮患者如出现畏寒、高热、恶心、烦躁为重。如发现突然神志模糊是疔毒已入心经,是走黄之先兆。疔疮患者,行走飘浮也提示七恶之先兆。这些临床观察入微,把握时机是必须切记的。

在疔疮的内治方案上,先祖顾筱岩创制"芩连消毒饮",药用川黄连 3g,黄芩 9g,紫花地丁 15g,野菊花 9g,连翘 9g,赤芍 9g,蚤休 9g,生甘草 4.5g。黄连苦寒,解心经火毒;黄芩苦寒,解肺经火毒;紫花地丁苦寒,泻火解毒;野菊花味苦平凉,清热解毒,专治疔疮肿毒;半枝莲辛寒,清热解毒、利尿退肿;金银花甘寒,清热解毒,治疮疖肿;连翘微苦平凉,清热解毒,专治疮毒、斑疹、一切热毒;赤芍苦酸微寒,活血凉血、祛热消肿;蚤休苦寒,有毒,散瘀导结;甘草甘平,无毒,多取生用解毒。总之,本方以清热解毒为主,并助消肿散结。临床加皂角针托毒透脓;通大便可以泄阳明火毒,釜底抽薪,加生大黄、玄明粉;小便短赤加麦冬、木通;壮热口渴加知母、石膏、大青叶。疔疮走黄加犀角或水牛角 30g(先煎 1h),另吞服安宫牛黄丸。

先祖教诲治疗不求散,唯望早出毒,疔疮不论大小,都有疔脚即西医谓脓栓,疗脚一出，肿痛在两日内自消，疗疮最忌挤压，疗疮强调忌口，除了荤腥发物，素肉炒菜也可生湿化热，疗疮发病后菜肴以选大头菜、萝卜、酱瓜为宜。

疗疮外治可用玉藻散、菊花水调敷在疗毒四周，疮头放苍耳子虫即顾氏"疗疮虫"。

19世纪30年代，当时的卫生环境甚差，医疗上又缺乏有效控制感染的抗生素，因此一旦身患疗疮更是生死难卜，民间传有谈疗色变一点也不夸张，由于顾氏外科先祖筱岩公对疗疮辨证精当，疗疮的内治和外治独树一帜，先祖顾筱岩以其精湛娴熟的中医外科医技和辨证用药精当的方术，救治和挽救了很多危重险证患者，一传十、十传百、遍晓在上海滩，当时顾筱岩公，已成为妇孺尽知的大名鼎鼎的名医，并被冠以"疗疮大王"的尊号。

一例晚期乳腺癌中西结合成功治愈记实

患者谢某是一位仅30岁的妇女，在婚前体检时发现乳房肿块，活检病理诊断为"乳腺癌"，理当在早期手术，但患者坚持己见，不听医生及家人的规劝，她的男友为此而与她结束了关系，这对她在精神上又给予了沉重的打击。自此她开始信佛修身，三餐素食。但仅3～4年的时间，乳腺癌肿块日渐增大，增大的速度越来越快，同时肿块溃破，每日从疮口中不断渗出血水和污秽物，恶臭的分泌物不但影响了她自己的身心，也影响了身边的家人，她走遍了沪上有乳房专科的大医院，但遗憾的是，专家们都认为，现已发展成乳腺癌晚期，已不能再考虑手术。经过七转八弯找到了天山中医医院顾氏外科传人，我们对她十分同情但也爱莫能助，在她和家人的一再恳求下，我们将她收住在中医外科病房，这是一个棘手的病例，我们考虑能否采用中西医结合的手段来治疗，经过术前科内认真研究讨论，决定采用中西医结合手术和术后康复的治疗，患者常规采用全身麻醉，认真仔细地将翻花乳岩肿块沿胸壁进行分离，乳癌肿块浸润胸大肌紧贴肋骨，手术方案十分明确，不求全面彻底，与肋骨和胸壁粘连的部分留到术后采用中药外用去腐药可以替代残留癌组织的扫除，尽量避免术中为求切除彻底而造成术中血管损伤大量出血，因此手术进行得很顺利，术中没有出现较大血管损伤而造成大出血，在术中仅输血400mL。

在手术中我们尽量保护癌体四周的皮肤，因为考虑到癌切除后胸壁会出现一个很大的陷谷，植皮是不会成功的。对残留癌块坏死组织，我们用中医外科传统的九黄丹、二宝丹、桃花散，术后仅1个月，原先腐臭的气味已基本消失，患者感到高兴,她住的大病房其他病员也为闻不到臭味而感到高兴。当坏死组织逐渐脱落,新鲜的肉芽组织不断生长,下一步在不植皮的前提下如何能促其长皮生肌,在祛腐阶段,我们采用垫棉压迫法,既可以防止大出血,又能使中药祛腐直达疮口深底。术后仅 2 个月肉芽生长迅速,在此阶段为防止癌组织残留做了几次病理活检均报告未发现癌细胞。我们思索着如何加快疮口愈合。皮肤是有弹性的,我们沿用下肢慢性溃疡生长及生肌的皮肤牵拉操作,疮口逐渐缩小。患者长期素食,中度贫血,又加上手术创伤和出血,更是雪上加霜,因此我们每隔 1 周给患者输一次白蛋白(10g),同时给予中药内服,晚期乳腺癌中药治疗把扶正固本、扶助脾胃放在首位,方用归脾汤加减,药用生晒参、黄芪、茯苓、白术、淮山药、大枣、炙甘草,合用养阴生津药物如生地黄、玄参、麦冬、南沙参、北沙参、石斛等,益精养血药物常用当归、熟地黄、何首乌、枸杞子、鸡血藤、龙眼肉、白花蛇舌草、鹿含草等既可提高免疫水准,又可减少化疗不良反应,术后经 4 个多月的调养和内外合治,患者疮口奇迹般完全愈合。

中医特色在这例晚期乳腺癌的治疗中贯穿于外治与内治。这次成功的秘诀是发扬"你无我有,你有我好,不入虎穴焉得虎子"的精神。这个成功的案例也使我们天山中医医院乳腺专科被上海市卫生局任命为医学领先专业特色专科。我们必须戒骄戒躁,继续发扬顾氏外科特色,更上一层楼。

前列腺疾病中医诊治心得

前列腺炎和前列腺肥大症都是前列腺疾患中的常见病、多发病,可归属于中医学"淋证""癃闭"的范畴。

此二证的辨证有虚实之分,前列腺炎以实证为多见,与膀胱有关,旁及肝脾,每因湿热下注,肝失疏泄,气化失司所致。前列腺肥大本属虚证,以肾阳虚寒为主,常与脾、肺相参。缘命门火衰,不能温煦脾土,脾阳虚而中气陷,尿急或欲尿而不得出,肺气失宣,通调失司,不能下输膀胱。

故前列腺炎以清热利湿,行瘀散结为主;而前列腺肥大多以补益脾胃,温阳化气为法。前列腺炎方用八正散、导赤散佐以活血化瘀;前列腺肥大方用金匮肾气丸、右归丸和缩泉丸等佐以黄芪、升麻、桔梗等升提之品,意在欲利下必先升提,犹如提壶揭盖。

《医学心悟·小便不通》曰:"癃闭与淋证不同,淋则便数而益痛,癃闭则小便点滴而难通。"《诸病源候论》在"淋病诸候"中说:"诸淋者,由肾虚而膀胱热故也……肾虚则小便数，膀胱热则水不涩，数而且涩则淋漓不宣，故谓之淋。"

前人对淋证和癃闭已有精辟的论述，虽均病在下焦，当分虚实。前列腺炎辨证常以实证多见，前列腺肥大多属虚证，但亦有虚中夹实之象。从经络辨证前列腺炎多为膀胱有实并与肝脾相及；前列腺肥大本属肾虚，又与肺、脾相参。从病因而论，前列腺炎多因过食醇酒厚味，生活起居不慎，脾胃湿热内蕴，下注膀胱，影响气化，临床表现为尿频、尿急、尿痛等下焦湿热证，小便不畅伴有尿急、尿痛亦因肝失疏泄，气机不畅，气血失和，经脉不利，影响水液运行，膀胱气化失司而致，所以也与肝、脾二经相关。急性前列腺炎如迁延日久失治或因劳伤肾精而成慢性者，多为肾阴耗伤，可表现为头晕目眩、腰腿酸软、遗精盗汗、五心烦躁、舌红苔薄、脉细数等肾阴虚损之象，后期则以滋阴清热为主，方取知柏地黄丸加减。前列腺肥大症多见于五六十岁以上的老年人，肾气日渐衰弱，气化无力，排尿细短无力，伴有腰膝酸软、肢冷少温、脉多沉细，一派肾阳虚衰证候。小便排泄既赖肺气之通调，又得后天脾气水谷之补充和滋养。肾虚命门火衰，不能温煦脾土，后天脾土不能传输水谷之精气补养肾气，脾、肾皆虚。脾气下陷可致小便排泄无力，因此本症虽以温肾为主，亦须兼顾肺、脾。

前列腺炎除有尿频、尿急、尿痛的临床表现外，尚可表现为会阴部及尿道根部胀痛，辨证虽以下焦湿热蕴结为主，又伴经络阻隔，气滞血瘀。故在清热利湿之中配用活血化瘀之品，常用清热解毒利湿药如金银花、连翘、紫花地丁、蒲公英、黄柏、茯苓、泽泻、车前子等。若湿热蕴结，宜选用苦寒、清热泻火解毒之品，如龙胆草、栀子、黄芩、草河车等。如湿热较轻，可用甘寒之品，如知母、玄参、麦冬、生石膏、金银花等。清热利湿药选择常以药性淡、渗利湿热之品如车前子、茯苓、泽泻、萆薢为佳。

前列腺炎辨证虽属下焦湿热理当清热利湿投以苦寒，但大毒治病十去其六，中病即止。至于活血化瘀药物的选择常以药性偏凉为宜，如牡丹皮、当归、赤芍。会阴部胀的辨证属于气滞血瘀，顾老常用乌药、川楝子、泽兰、王不留行等理气活血，不仅有利于前列腺炎所致的腺体充血水肿的消退，也可与清热利湿药同用以减轻炎症反应，可以起到相得益彰的功效；也可以防止久服苦寒药导致损伤正气和脾气，脾气受损生化乏源必致病情迁延缠绵而变生他病。

前列腺肥大治以补肾益气，辅以化痰软坚，选方以金匮肾气丸、右归丸、缩泉丸为主，辅以海藻玉壶汤，药用海带、昆布、海藻、牡蛎、半夏、夏枯草等化痰软坚之品。

缩泉丸原本是治遗尿的方剂，配合补肾益气法治疗前列腺肥大之小便不利，同样可收到较好的疗效，其原因在于该方的作用是温肾助气化，用于肾阳虚弱而引起的排尿不畅、淋漓不尽。盖肾为水脏，主气化而司开合，若肾气充沛，气化正常，化气行水则小便排泄畅利。肾气不足，开合失灵，该合不合则成遗尿，该开不开则成癃闭，其机制则一，气化失常故也。

本病可以缩泉丸为基本方再加补肾之品，如淫羊藿、锁阳、菟丝子、肉苁蓉、杜仲等。更用肉桂温阳化气，肾阳得抚，气化复常，则排尿自畅。辅以黄芪、党参、白术等益气健脾，资助气血生化之源，肺脾气足有助于水道通调，另用茯苓、牡丹皮、泽泻通利水道，共奏补肾益气、化气行水之功。

前列腺肥大也可伴有会阴酸胀不适，此为气虚而致经络阻隔，气血凝滞，因此在温肾益气治本的同时，佐以丹参、泽兰、当归、红花等活血化瘀之品，顾老每喜以泽兰之清香微温，伍同其他活血之品，盖取泽兰之清香入厥阴肝经血分，疏肝气和营血，消肿结，为治疗前列腺肥大之一得也。

去菀陈莝话肠痈

阑尾炎属于中医学"肠痈"的范畴，在医圣张仲景的《金匮要略》里记载有"大黄牡丹汤""薏苡附子败酱散"，两方分别在肠痈的不同类别和不同病理阶段可以选择应用，在经历了上千年的临床医家的实践中治疗肠痈取得了卓著的效果。直至现在大黄牡丹汤仍为当今医家治疗急性阑尾炎的首选方剂。

"去菀陈莝"是中医经典著作《黄帝内经》中的语录。"菀"和"陈"是指一切积滞腐败物，"菀"代表积滞，"陈"是陈腐的意思。"去"是去除，"莝"是快速斩决。因此这里所说"去菀陈莝"是比喻将体内积滞的腐败物快速祛除出体外，以达到腐去正安的目的。

肠痈病在六腑，中医脏腑理论，六腑宜通而不可堵，堵则不通，不通则痛，通则不痛，因此根据六腑的特性，治疗六腑的病变应"以通为用"。《金匮要略》就是根据六腑的生理病理而制订大黄牡丹汤来治疗肠痈的。

肠痈在六腑病变是最常见的，从肠痈的病因来看，粪块、结石、虫卵、食积等有形之物阻塞阑尾腔可以引起阑尾充血水肿，阑尾肠腔血运障碍可造成阑尾肠腔化脓坏死，甚至穿孔并发腹膜炎出现危急证候。现代医学治疗阑尾炎的准则是一旦明确诊断，唯一的选择就是手术，别无其他出路，就像古代去华山的通道一样，"自古华山一条路"。另外还明确的是一旦确诊阑尾炎的诊断，泻下是绝对禁忌的，如用泻药就犯了治疗阑尾炎的原则性错误。

更有不可理解甚至荒谬的是某些国家制订了婴儿出生后不久即做阑尾切除

术，视阑尾为恶魔猛兽，真是不可思议。先人告诫我们"天生我材必有用"，体内的每个器官都扮演着一个有用的角色，阑尾更不是一个有害无益的器官，现代研究发现阑尾是一个人体免疫的器官，它在预防疾病方面起着一定的作用，大可不必将健康的阑尾组织全面彻底地切除。

急性阑尾炎一般可分为卡他性、细菌性和坏疽性。尤其是卡他性阑尾炎病例，经用大黄牡丹汤、红藤煎，攻通积滞，汤涤瘀浊，大多能达到病随利减，通下后腹痛明显减轻，甚至消失。通里攻下治疗肠痈就是以《黄帝内经》"去菀陈莝"作为理论基础的。通常有"利下一次，痛减一分"的说法。攻通应以痛减及痛止作为是否适宜继续选用攻下用药的尺度，用药后得到通下腹痛见减即可，泻下次数过频，也会影响水电解质平衡，扰乱肠道菌群失衡。但事情又得一分为二，采用通里攻下必须以严密观察症状、体征的变化为前提。

急性阑尾炎的中西医结合治疗，除了严密观察腹部体征和主诉症状外，中医舌象的观察在急腹症的演进变化中也是非常重要的。肠痈患者在治疗过程中，虽然体温未退，但苔腻渐化是病情转机的先兆，苔腻不化，且由腻转糙或转焦黑是病情尚在演进发展。尤其是年老体弱，机体反应差或病史不典型者，观察到舌苔黄糙厚腻不化，阑尾炎有并发坏死、穿孔，继发阑尾脓肿的可能，因此通过舌象观察来推断预后，及时调整治疗措施十分有参考价值。很多患者自觉症状好转即不愿配合继续治疗，如果舌苔黄腻未净，表明余毒未清，尚有复燃逆转的可能，必须继续巩固治疗。舌质的变化，如见舌质转红见刺，提示热邪炽盛，津液已伤，若舌质由红转绛，或见瘀斑，往往提示阑尾炎是阑尾腔有血运障碍，要重视阑尾穿孔的可能。总之，中西医结合治疗阑尾炎，除重视观察患者的腹部体征外，结合舌象的变化，在急性阑尾炎辨证论治中可以相得益彰，通里攻下必须以严密观察症状、体征变化为前提，才能应用，"去菀陈莝"是六腑病变"以通为用"的重要理论依据。

外科仙方活命饮第一方

外科阴证、阳证种类繁多，但临床上阳证居十之八九，阳证之成，多为热毒壅聚，气滞血瘀，因此论治多以清热解毒、通经脉、行血结、消散溃坚为法。因此历代医家均推崇仙方活命饮为疡门开手攻毒第一方。该方共由13味中药组成，金银花清热解毒为首，协同防风、白芷疏散外邪，使热毒从外透解，该方歌括第一句即是"仙方活命金银花"。金银花气味芳香，性寒味甘，是疮疡疗毒首选的清热解毒药。金银花的来历有一段神奇的传说，金花和银花是一对孪生姐妹，在她们花季的年龄是对如花似玉的美丽少女，祸从天降，金花得了风温热毒，全身红热皮疹，高热不退，神志不清，热毒已入营血，不久银花也染上了风热邪毒，和金花一样全身红热皮疹，高热神昏，病入险途，俩姐妹在垂危之际急求爹娘，二人合葬，定要变成一枝治疗热毒症的草药，借以拯救未来患热毒症的兄弟姐妹。第二年春在姐妹的坟上出现一棵绿叶小藤，三年之后，藤蔓茂盛，夏天开出了黄白相间的花草。人们就把此花命名为"金银花"。这首外科第一方就冠以"仙方"。金银花清热解毒的功效，确信无疑，是治疗热毒疮疖的灵验要药。以金银花为首的该方不知救活了多少热毒重症患者。仙方活命饮的"仙气"来源于金银花的神奇传说。金银花不仅在疮疔疖肿的清热解毒方面功效显著，近代研究表明，金银花在抗癌防癌方面也有很好的作用，它可以抑制癌细胞增生复发。金银花除了具有清热解毒功效外，尚具生津润燥的作用，暑夏炎热，熏蒸肌肤，儿童皮肤娇嫩，最容易出现痱子、热疖，金银花蒸馏成药已是夏暑十分受青睐的保健药。

仙方活命饮方药中除了金银花直折热毒外，还配伍当归、赤芍、乳香、没药活血散结，以清肿止痛，贝母、天花粉清热散结，穿山甲、皂角刺通行经络，透脓溃坚，煎汁加入米酒，可助活血通络之药效，陈皮理气，甘草化毒和中，该方配伍是以清热解毒、通行血结、溃坚消散为主所组成，以使毒祛、瘀散、坚溃肿消。《灵枢·痈疽》说："营卫留于经脉之中，则血泣不行，不行则卫气从之而不通，壅遏不得行，故热。大热不止，热胜则肉腐，肉腐则为脓，故命曰痈。"因此治疗疮痈，清热解毒方药必须配伍通络活血、豁痰理气之穿山甲以攻坚，皂角刺以达毒所，白芷、防风、陈皮通经理气而疏其滞，乳香定痛和血，没药破血散结，赤芍、当归尾以驱血热而行之，佐以贝母、甘草以豁痰破结、散毒和血、坚消痛止。此方不愧为外科第一方。顾氏在应用中灵活变通，如用于脑疽患者见气虚者加黄芪以助托毒，在治疗流注时加丝瓜络、牛膝、伸筋草以助络道通、气血和。顾氏每喜以泽兰之清香微温，配伍当归、赤芍，盖取泽兰之清香入厥阴肝经血分，疏肝气，和营血，每有消散乳痈肿结之奇功，可用于急性乳腺炎结块不消。

民国名医夏应堂对联一副欣赏

夏应堂先生，字绍庭，民国时代沪上名医，生于 1871 年，卒于 1936 年。原籍江都，后迁居上海，从医四十余载，诊疗外感时病与内伤杂病均有甚高的造诣。夏公处方配伍的特长是轻、灵、圆、活，高超医术名著医林。他在诗文和书法上也有很深的功底，一手苏体，龙飞蛇舞，字字着落，笔笔劲道，更为医界同道称颂。他自称九芝山人，能诗文，书法宗苏轼，曾自梓《九芝山馆集方》一册。该集木刻油印，共文十余页，分六卷，内载内、外、妇、幼、眼等科要方。惜该集在十年浩劫中有所丢失，所余约半，但从中已可知晓应堂公学识之广、用方之宽、书法之精。夏公墨宝存世甚少，先将笔者珍藏的应堂先生馈赠给先祖筱岩公的对联一副与诸君共赏。

筱岩仁兄大人有道
才子旧称何水部
诗家今得鲍参军
己亥五月弟夏绍庭

本对联所涉"何水部"与"鲍参军"，都是南朝时代的著名才子诗人。"何水部"即是指南朝才子何逊，梁东海郯人，字仲言，何承天曾孙，官至尚书水部郎。诗与阴铿齐名，世称何刘。其诗善于写景，工于练字，有集八卷，今不传，明代张溥《汉魏六朝百三家集》辑有何水部集一卷。明代诗人咏梅句有"寒依疏影萧萧竹，春掩残香漠漠苔。自去何郎无好咏，东风愁绝几回开。"诗中"何郎"是指何水部，该诗高度评价了何逊诗韵味浓郁。

"鲍参军"指南朝诗人鲍照（414～466年），东海人，字明远，工诗文。临川王刘义庆爱其才，任为国侍郎。临海王刘子顼镇荆州，鲍为前军参军，掌书记，世号鲍参军。江陵乱，死于乱军中。鲍照诗文之辞，瞻远道丽，以七言歌行为长。南齐虞炎编为《鲍氏集》，传于后世。古人有"秋坟鬼唱鲍家诗"之句，说明后人对鲍诗的赞慕。

夏应堂先生挥毫书写的这副对联，取了南朝两大才子诗人何逊和鲍照的世号，含意深长地将古比今，称颂先祖筱岩公在疮疡外科上的成就与南朝两位才子诗人的才识具有异曲同工之妙。这副对联的诗文笔墨，更显露出夏公的诗文才华。前辈就是这样互赠对联墨宝，相互激励，奋发上进。先祖年逾古稀仍挥毫修炼书法，他经常教诲晚辈，要成为一个好医家，不但要博览医著，探索深研，更应提高文字修养，在诗文与书法上下工夫，遵循他的教导，确实受益匪浅。历代著名医家，医文并茂者不胜枚举，夏应堂先生的这副对联也给予我们很大的教育和启迪。

顾氏"疔疮虫"的神奇

疔疮是疮中之王，由于其病势凶，变化快，疔疮易走黄，一旦发生走黄，便会危及患者生命，尤其在19世纪30年代之前，环境卫生条件差，又没有有效控制感染的抗生素，因此疗疮发生走黄，患者即可出现神志不清，几个小时后就会出现昏迷抽筋，即使及时抢救，大多无回天之术，因此可以毫不夸张地说"疗疮走黄百中难保一二"。由于病变之快有"朝发夕死，随发随死"之说，在社会上历来有"谈疗色变"和"走马看疗"的说法。因此在寻求治疗和防止疗疮走黄有效的外用药是众多医者所企盼的。

顾氏"疗疮虫"是由顾氏外科奠基人顾筱岩先生创制发明的。顾氏创研"疗疮虫"，起源于民间经验方，在明代的伟大医药学家李时珍所著的《本草纲目》中就已有苍耳子虫疗疗毒的记载。

顾氏"疗疮虫"在取材上和民间治疗疗毒的苍耳子虫一样，在具体加工和配制上有了发展和提高，首先顾氏"疗疮虫"必选用肥壮饱满的苍耳子虫，并将鲜活的虫体浸泡在生油即豆油和菜油中，虫体虽窒息死亡，但不会腐烂，浸渍7日后的虫体已吸饱了生油，然后取出再浸入拌有朱砂和冰片的蓖麻油中，再浸数日，让苍耳子虫再吸收朱砂及冰片，此即是已制成的顾氏"疗疮虫"。

顾氏"疗疮虫"，其灵妙在于虫，因苍耳子虫的虫体本身就有疗疗毒之功效，再吸附朱砂和冰片，平添了祛腐和渗透的功效，因为朱砂是一味很强的祛腐拔毒药，所以它可以使细菌的细胞发生凝固，取出备用的疗疮虫放在疗头上，它即会使虫体自然分解液化，随着虫体的分解液化，饱吸朱砂和冰片的虫体，就会不断地将朱砂泄出，它比西医仅在疗头上涂碘酒和红汞的消毒杀菌作用要持久且药力强。同时蓖麻油中含有冰片，冰片具有芳香的穿透力，可以引朱砂抵达疗毒根部，即西医称谓"脓栓"，中医名称"疗脚"。这也是疗和疖两者的本质区别，疖无根脚，因此疖无大小，出脓便好，而疗一定要待疗脚松动取出后，方可转入坦途。

顾氏"疗疮虫"取自民间，在临床创研提高，顾氏"疗疮虫"外治配合顾氏治疗经验方——"芩连消毒饮"内外合治，在当时抢救了很多危重的"疗疮走黄"患者。顾氏"疗疮虫"无愧地被誉为"救命将军"。顾氏"疗疮虫"，小小一条虫，救了多少命，我们在赞美顾氏"疗疮虫"有机地将虫体与祛腐拔毒药奇妙结合的同时，也揭示了中医外用药功效卓著的科学奥秘。

尖锐湿疣中药治疗

尖锐湿疣和其他四种疣（寻常疣、扁平疣、传染性软疣和跖疣）虽然同属人体乳头状瘤病毒感染的疣类皮肤病，但唯独尖锐湿疣是通过性接触传染，因此现今已将尖锐湿疣归属于性传播疾病。

尖锐湿疣的皮损形态特征是一个个高出皮肤，表面呈暗红色或棕褐色的小疱疮。每颗像米粒大小，并融合成小片。表面如菜花状的疣体根部有蒂与皮肤相连，表面潮湿并散发出浓浓的恶臭味。尖锐湿疣男女均可发生，多发于外阴及肛门周围，以及皮肤黏膜的交界处如男子的阴茎"龟头"、包皮冠状沟、尿道口和肛门四周，部分疣体浸润到肛管内，在女子好发于大小阴唇内侧、会阴及肛周。

中医学称尖锐湿疣为"瘙瘊"。疣的病名也称瘊子，因这类瘊子发于阴部潮湿污垢，故得名瘙瘊。尖锐湿疣是通过性活动传播，中医病因为湿热毒邪内蕴，湿热下注，蕴久成毒，湿毒浸入皮肤黏膜而成。由于尖锐湿疣表面呈现蕈样或菜花样，凹凸不平，皮肉破损糜烂，这些皮损形态和阴部皮肤癌十分相似，因此必须仔细观察鉴别，必要时尚须做病理活检相鉴别。

尖锐湿疣给患者带来难以言表的苦楚，并且又会因性生活传给配偶，患者冀求速愈的心情是可以同情理解的，因此患者常常寻求手术或电灼去除病灶，以求速愈，但常常事与愿违，广泛切除或电灼后，疣体再生很快，确有"野火烧不尽，春风吹又生"的感受，患者在速战速决的失败、无奈中醒悟，祈求中医中药治疗。

笔者曾治疗一位经友人介绍来沪治疗的港澳同胞，患者阐述曾在香港做过多次电灼治疗。每次经电灼后疣体烫平，但不到一周又复如故，笔者分析患者既有湿毒蕴结属实的一面，又有气阴不足属正气虚的一面，因此采用标本同治，局部采用中药坐浴和保留灌肠的方法，外用方为金银花 15g，马齿苋 30g，蛇床子 30g，蒲公英 15g，土茯苓 30g，苦参片 30g，百部 15g，明矾 10g，黄柏 15g，制大黄 10g，每日 1 剂，每剂用水 1000mL，浸泡 1h 后，武火煮沸，待温后先坐浴熏洗，然后用肛管注射器灌吸药汁 60～100mL 注入肛内，并保留 1h，肛内外湿疣外涂八宝丹，此药内含有轻粉可去除湿毒，内服用玉屏风散，方内黄芪调节免疫，白术健脾扶正，防风祛风除湿，经连续治疗 2 周，疣体明显消除，内服药也可用玉屏风散和萆薢分清饮，扶助正气和化湿解毒相结合，持续内外合治可以防止尖锐湿疣复燃。

顾伯华验案赏析

顾伯华论治乳癖的主要学术观点："治癖先治肝，气调癖自平；冲任病之本，治癖调冲任；癖由痰瘀凝，散结重化瘀；乳衄肝火盛，火旺血离经。"顾氏治乳癖，重视调摄冲任，温补肝肾，丰富了乳癖的治则治法。案例如下：

王某，女，38岁。乳癖起病。近来两侧乳房发生多个大小不同之扁圆形结块，边界不清，质硬不坚，表面光滑，皮核不相亲，推之可动，有自觉痛和压痛，肿块在经前增大，经后缩小。苔薄腻，脉弦细。症由平素思虑伤脾，郁怒伤肝，肝脾气逆，冲任失调，以致无形之气郁与有形之痰浊乘气血运行不畅之隙相互交凝结滞乳中而生。治宜疏肝解郁，调摄冲任。方药：软柴胡9g，全当归9g，炒白芍9g，焦白术9g，制半夏9g，橘叶、橘皮各5g，淫羊藿12g，菟丝子12g，巴戟肉9g，鹿角片9g（先煎），小金丹1粒（打碎吞）。

按语：患者乳癖之患，证属肝郁气滞。肝脾气逆，无形之气结于胸、乳，则乳房结块疼痛，随喜怒而消长，故方取当归、白芍四物汤之意养血柔肝，肝木调达则乳癖结块疼痛自减；乳癖之症发于胸胁，胸胁乃足厥阴肝经之脉，取柴胡引诸药直入病所；橘叶、橘皮同用，意在调达气机，遵循先贤治疗乳癖先治肝调达气机的学术观点。患者中年肾气已亏，冲任失调，遵循治病求本的原则，治当温补肝肾、调摄冲任。方中淫羊藿、菟丝子、巴戟肉等温补肝肾，又以血肉有情之品鹿角片相配伍，意在治本，符合先贤"乳中结核，虽云肝病，其病在肾"的立论。乳中结核是由痰瘀有形之邪与无形之气相凝结，因此方中同用小金丹1粒吞服，意在标本同治，化瘀软坚散结，符合顾氏"治标可以引本。祛邪即是安正"的观点，综观上方，体现了顾氏论治乳癖既注重调摄冲任、温补肝肾治本，又不忽视化痰软坚散瘀治标，标本同治，贯穿全方。

乳头溢血的诊治心得

乳头溢血是乳房病临床表现的一个证候。多种乳房疾病都可以出现乳头溢血，乳头溢血容易引起患者警觉，患者往往于无意中发现衬衣上有血迹，开始以为是碰伤或抓破，之后留意发现经常有血迹污染衣服，才知道是乳房得病而就医，大多在发病后数月内前来就诊。

乳头溢血可以由乳房良性病变引起，也可以由乳房恶性病变而引发。按发生率的顺序可能是由导管内乳头状瘤、纤维囊性乳腺病、导管扩张症、乳腺导管炎等继发乳头血性溢液。绝大部分乳头溢血是由导管内乳头状瘤引起的。本病一般发生在30～50岁的妇女，发病年龄在30岁以下者也不少见。导管内乳头状瘤发源于乳晕部较大的导管内，绝大多数为单发性，瘤体呈小杨梅状，瘤体常借一蒂与导管壁相连，表层的瘤细胞容易脱落，因而时常发生乳头出现小量出血，乳头溢血大多间歇出现，溢液性质多数为陈旧性血水，少数为棕黄色或淡黄色浆液。

导管内乳头状瘤检查，医者可用右手食指环绕乳头，沿顺时针方向，在乳晕区逐一点按。指尖按到之处，若见乳头溢血，就可判定导管乳头状瘤的瘤体所在位置，即在手术时可以确定切除瘤体的病变位置。

乳头溢血发生在年龄大的患者，并且在乳晕部扪及质地坚硬的结节，即使这个结节只有绿豆大小，必须考虑导管内乳头状癌的临床诊断，难确诊者待病理活检，但触诊增强对早期乳头状癌的识别是很有帮助的。

中医学称乳头溢血为乳衄。在中医外科专书《疡医大全》的乳衄门中讲得很清楚。乳衄是由忧思过度，肝脾受伤，肝不藏血，脾不统血，肝火亢盛，血失统藏而发生。根据中医脏腑经络理论，肝有藏血的功能，临床表现为乳头出血。因此乳头出血和肝气、肝火相关。乳房属胃，脾胃二经互为表里，思虑过度，脾气受伤，脾脏不能正常行使它的职司，就可造成统血无权，血流胃经，血从乳窍溢出而成"乳衄"。

因此中医辨证论治乳衄，当先分别虚实，乳衄由肝火而生者，常可伴有两胁胀痛、胸闷、嗳气、口苦、溲赤、大便燥结等证候，常用牡丹皮、山栀子、夏枯草、生地黄、赤芍、侧柏叶、藕节炭等清泄肝火、凉血止血之品。若辨证属于脾不统血的虚证，乳衄一般色淡或血中夹有棕黄色，全身伴有面色少华、神疲乏力、心悸少寐、大便溏薄等症状，常用归脾汤加黄芪、党参、白芍、茯苓、远志、酸枣仁、藕节等益气摄血，养血健脾，在临床上对乳衄有肯定的效果。

乳痛症患者在月经来临前乳房最疼痛的原因

乳痛症是乳腺增生的一种。本病患者多以乳房疼痛为主要症状而就医。典型的乳痛症不但在触摸检查时疼痛，不碰触乳房也存在持续疼痛，甚至疼痛的程度很重。乳痛症通常在月经来潮前疼痛得特别厉害，而当月经开始以后胀痛多减轻或消失。

为什么乳房胀痛会随月经周期的变化而有轻重呢？因为乳腺组织是性激素的靶器官，月经周期的不同阶段，体内各种性激素的含量有很大的差别。受性激素的刺激，月经来潮前乳管扩张，末端乳管扩张尤其明显，如果雌激素刺激过强或患者乳腺组织对激素的反应特别敏感，疼痛的程度也相对表现激烈，在临床上多见于30岁以上未婚、未育或已育哺乳少，乳房发育差，小乳房妇女，乳痛尤为明显。本病患者尚因内分泌紊乱、卵巢功能失调而伴有痛经及月经不调的证候。月经开始后乳管末端和腺小叶退化显著，乳管变小，上皮细胞萎缩脱落，乳管周围充血水肿也减退消失，乳痛即锐减或消失。乳痛症尚与精神状态密切相关，很多妇女在月经前有难以名状的忧郁情绪，性情急躁，甚至易怒，爱发脾气等。这些不良情绪可以加重乳痛，而当月经开始后情绪也趋于正常，乳痛也随之减轻。因此，中医将经前乳痛和肝郁伤脾、气滞血瘀相联系，治疗也采取疏肝解郁、活血调经之法，用逍遥丸、四物汤、益母膏等方药对经前乳痛症有一定的效果。

谈鹿角消散乳房肿块的医理

鹿角用于乳房肿块消散止痛的功效在民间的信誉很高。明代伟大的药物学家李时珍在《本草纲目》中说："鹿角生用散热行血、消肿辟邪，治乳部炽痛诸症。"陈实功在《外科正宗》中更对鹿角治疗乳房结块肿痛有很高的评价："鹿角散效独称雄、消乳专于建大功，每服9g酒调下，能救肿痛永无踪。"鹿角对乳痈初起的结块肿痛有消散止痛功效，对乳腺增生、乳房异常发育症确实都有较好的疗效。那么鹿角对多种乳房肿块有消肿止痛作用，是什么道理呢？鹿角是一味血肉有情之品，它有益精补肾、补气温阳的作用，也有通调冲任的作用。乳痈初起，乳房结块皮色不变，乳络失宣、乳汁凝滞而不通则痛，所以取鹿角血肉有情之性入乳络而起温通散结的作用；乳腺增生和乳房异常发育症的乳房结块和疼痛和肾气不足、冲任失调有关，而鹿角具有温肾调摄冲任的作用，此类结块胀痛经吞服鹿角粉后，肿块消散，疼痛也随之减轻。从现代药理分析，鹿角具有雄性激素样作用，可以拮抗雌激素和抑制泌乳素，和中医补肾气、调冲任的理论不谋而合，鹿角能消散乳房肿块和止痛的道理就在于此。

论山楂、麦芽回乳的机制

山楂和麦芽像是一对孪生兄弟，它们结对用于回乳在民间已十分熟悉。山楂和麦芽都是消导药，具有消积化滞、破气散瘀的功效。山楂味酸、微甘，性平，皮赤肉红黄，颜色红赤可以入血分，所以产后瘀血恶露不净，或月经闭结都可以用山楂。山楂味酸，可消化胃中饮食积聚，山楂的化瘀消食疗效十分可靠（在消食方面山楂消肉食积滞）。麦芽也具有消食化积的药效。

中医学认为乳汁由气血化生而来，胃为后天之本、水谷之海，饮食入胃后经过脾胃的消化吸收，然后再生成气血，由气血再转化成乳汁，山楂和麦芽的消食化积作用会抑制气血的生成，间接地使乳汁化生的来源减少，这是山楂和麦芽可以回乳的主要机制。同时山楂的化瘀通经作用也与回乳有关。中医学有"上行为乳，下行为经血，血乳同源"的说法，每多闭经就会乳胀，经行后乳胀可减轻，因此山楂的调经作用同样也作用于乳房而起回乳作用。从现代药理来看，山楂可降低血中泌乳素的含量而起到良好的回乳效果。

论科学断奶

母乳是婴儿天然最佳食品，母乳喂养能促进婴儿的健康成长。但是，随着小儿年龄的增长，单纯靠母乳喂养已不能满足小儿生长发育的需要，此时应该考虑断奶。

断奶应该逐渐进行而不能骤然停止，否则小儿会因为饮食习惯的突然改变而引起食欲不振，甚至造成营养不良。因此应该在添加辅助食品的同时，逐渐减少哺乳次数，直到断奶。这样，既有利于营养成分的补充，又能使小儿逐渐适应饮食的改变，而且能够锻炼小儿咀嚼功能和吞咽功能，有利于小儿牙齿的长出，以便适应从半固体食物过渡到固体食物，为完全断奶做好准备。一般小儿从 3 个月起就可以开始添加辅助食品，不能急于求成，应该逐渐增加品种和数量，与此同时适当减少哺乳次数，至 10 个月或 1 岁可考虑断奶，但最好每日用半磅牛奶来补充乳品类的营养以适应小儿生长的需要。若出现以下情况时，可以适当延长哺乳时间：如乳母的乳汁丰富且小儿的体质比较虚弱时，可以延长至一岁半断奶。如果断奶时正值炎夏或寒冬季节，也可以考虑延长哺乳时间，因为夏季断奶，小儿的消化功能差容易得肠胃病；而严冬断奶，小儿体虚容易着凉，宜延长至春秋或初冬季节断奶，此时气候宜人，食物也比较丰富，是断奶的最好季节。但是，断奶也不可太迟，因为哺乳时间过长对小儿和乳母都不利，对小儿的胃肠道有一定影响，对乳母可造成生殖器的退化或萎缩。此外，如果乳母患有各种传染病时，应该立即断奶。

总之，我们尽可能避免不适时宜地断奶，应该根据自己的实际情况，适时地用科学的方法来断奶以适应和满足小儿生长发育的需要。

论产后乳汁少的中药治疗

中医学认为，乳头属肝，乳房属胃，乳汁的分泌有赖于肝的疏泄、胃的运化和血的化生。乳汁分泌减少，往往是因为大怒伤肝，肝郁气滞，或产后气血亏虚。产妇的情绪异常，肝气受郁，则肝的疏泄功能受到影响，经脉涩滞而导致乳少。现代医学认为，产妇的不良情绪会抑制垂体分泌催乳素，从而使乳汁分泌减少。在临床治疗中，我们发现在催乳素中加入疏肝解郁、平肝抑木药物，确有事半功倍之效。乳房属胃，胃为多气多血之腑，乳汁为血所化，依赖气而得运行，如果产妇在产后营养不良，或者分娩时失血过多，产后调补不当，都可造成气血亏虚，使乳汁生化无源。

肝郁气滞的患者，除见有乳汁减少外，还可有胸胁胀闷、苔薄黄、脉细弦等症。方用当归15g，川芎9g，赤芍12g，王不留行12g，炮穿山甲片12g，通草6g，路路通12g，丝瓜络9g，全瓜蒌12g，炙甘草6g。上药每日2剂。气血亏虚患者往往可见乳汁清稀、乳房柔软、神疲食少、舌淡少苔、脉虚细。药用人参15g，黄芪15g，当归12g，白术12g，通草6g，大枣7枚。

乳汁少的产妇，还可用猪蹄2只，每只切成8块，加入花生米100g，炖熟后食用；或用鲫鱼1条，葱白3g煎汤饮汁；酒酿水朵蛋，对催乳也有卓效。如因精神抑郁引起的乳汁缺少，除需对产妇进行开导和安慰外，需同时配合中药疏通乳络。

如体质虚弱而乳汁缺少者可用王不留行30g，猪蹄10只，同炖，或用通草60g，葱白3根加猪蹄1只同煎，有生乳通乳的作用。

产后乳少的原因很多，所以催乳也要遵循中医学辨证求因、审因论治的原则，祈求一方治百病或适用不同的催乳作用，是不符合中医辨证论治原则的。产后乳少有虚实的不同。但总的来说，产后乳少是虚多实少。产后乳少总因脾胃虚弱，素体气血不足，这是乳少之本；肝郁气滞，乳汁运行受阻是乳少之标。产后乳少用健脾益气通络的治则，采取标本同治的催乳方，常用的方药是黄芪15g，党参12g，当归12g，赤芍、白芍各12g，白术10g，茯苓10g，王不留行12g，鹿角片9g，漏芦12g，丝瓜络6g，路路通9g，制香附9g，橘叶、橘络各4.5g，炙穿山甲10g，每日1剂，分两次煎服。如兼有肝郁气滞者可加柴胡9g，八月札12g；有热象者加夏枯草12g，蒲公英12g。一般服7～10剂就会使泌乳量增多和乳汁畅通。在用催乳方治疗乳少的同时，如能结合中医的产后食疗，再辅助手法按摩人工排乳等可以相得益彰，再结合精神调养，因为乳少而性急或烦恼更会使乳汁分泌减少。总之催乳方治乳少，综合治疗才能更有效地使乳汁增多。

辅助减轻小叶增生的药膳和食物

乳腺增生属于中医学"乳癖"的范畴，乳癖发病的病机与肝肾不足，冲任失调有密切的联系。因此除了经前乳房胀痛外，常伴月经不调、腰膝酸软、头晕眼花、肠燥便秘、手足心热、头发干枯等症。

药膳是将药物与食物结合，通过烹饪加工而成的菜肴。它是取药物之性，用食物之味，食借药力、药助食效，两者相辅相成，相得益彰。对乳腺增生患者，尤其是乳腺增生伴有不孕、囊性乳腺增生的患者，中医辨证均属冲任失调，肝肾不足，因此如能选择一些补肝益肾、调补冲任的药膳经常服食，可以提高单一药物治疗的效果，有助于整体的康复。现介绍几种有助于乳腺增生康复的药膳。

（1）鹌鹑枸杞汤：鹌鹑 1 只（去毛及内脏），加枸杞子 30g，菟丝子 15g，楮实子 12g，葫芦巴 9g，加水煮熟后，去药加盐、味精、糖适量调味和葱花少许，食肉喝汤。每周服食鹌鹑 2 只，对肾气不足、宫寒不孕者尤宜。

（2）乌鸡炖黑豆：乌骨鸡 1 只（去毛，洗净内脏），黑大豆 250g，黑木耳 30g，香菇 10g，将乌骨鸡与黑大豆同煮熬汤，至肉熟豆酥，加入用热水泡过的黑木耳和香菇再煮，撒盐调味，喝汤食鸡肉、大豆、香菇、木耳。对囊性乳腺增生病伴身体虚弱、血虚头晕、肾虚腰酸、不孕不育者更宜。

（3）芝麻又称胡麻仁，虽然有黑白芝麻的分别，但两者性能大致相同，在食疗药用时都用黑芝麻。芝麻中含有丰富的脂肪油、芝麻素、蛋白质、维生素 E 与卵磷脂等。这些有效成分具有滋补肝肾、养血润肠、乌发通乳的作用。

芝麻常与何首乌合用共同研粉，每次服 6g，每日 3 次，用温开水送服。产后乳少或便秘，可用黑芝麻研末冲入牛奶或豆浆之中，趁热饮服，有明显的生乳、通乳作用。囊性乳腺增生及乳腺病多见于中年妇女，常伴头昏眼花、耳鸣口干等。可用芝麻制成药粥，将黑芝麻炒熟研细末，粳米 50g 加清水 500mL，加适量白糖，煮为稠粥，取芝麻粉 20g 左右慢慢调入粥内。此粥气味芳香，香甜可口，且对乳腺增生是有较好的治疗作用。

急性乳腺炎的预防

急性乳腺炎多见于产后未满月的产妇，由于妊娠后期乳房保健注意不够，或是产后乳头、乳房护理失当，或是喂乳方式不当，都会引起乳汁瘀积而发生急性乳腺炎，为防止产后急性乳腺炎的发生，可以在产前和产后采取具体的预防措施。

（1）妊娠后期用温水擦洗乳房，75%乙醇擦洗乳头，增强乳头和乳晕部皮肤的牢度，可以避免产后婴儿吮乳而发生乳头皲裂。

（2）孕妇如有乳头内陷者，应经常挤捏提拉乳头，将其内陷矫正，也可用市售乳头矫正器矫治内陷乳头，乳头内陷造成乳汁瘀积是急性乳腺炎发病的重要因素。

（3）养成定时哺乳的良好习惯，注意乳头清洁，每次哺乳如尚有积乳，应尽量将乳汁排尽吸空，防止乳汁瘀积，如发现乳汁瘀积，应尽早用毛巾热敷，再以手法挤压按摩，消除瘀积乳块。

（4）乳头见有破损或皲裂，可用麻油、蛋黄油拌生肌散涂抹患处，既可加速疮面愈合，又可防止感染。

（5）产前及产后均应开朗乐观，保持心情舒畅，情志的调摄有助于乳汁畅通地分泌、排泄。

（6）初产妇在月子里，最容易发生急性乳腺炎，而此阶段如产妇乳汁过多，乳腺导管不够畅通者更容易发生乳痈，因此注意产后的饮食护理也十分重要，应避免过量使用滋腻之品，不然乳汁浓度过于黏稠也会导致乳汁阻塞乳腺导管而发生乳汁瘀积。

总之，预防为主对防止产后急性乳腺炎的发生是十分关键的，除了做好孕妇和产后的卫生护理外，产后的情志调摄、饮食安排也是十分重要的预防措施。

乳房疾病的冬令进补

根据中医学"虚者补之"的治疗原则，进补一般适用于各种虚证。乳房病有属先天发育不良者，有属妇女孕期、产后气血两伤，或是乳癌术后者，凡是出现虚弱症状者，均可进补。

进补的主要作用是补充人体必需的营养物质，调节和改善人体的生理功能，增强人体体质，从而提高人体的抗病能力，达到强身祛病的目的。从这个意义上讲，进补四季皆可。那么民间为什么习惯于冬令进补呢？因为冬季气候严寒，自然界的动植物均处于收藏蛰伏的状态，中医学一直强调"天人合一""天人相应"的观点。自然界从立冬至立春，朔风凛冽，大地封冻，一派阴盛阳衰。为适应自然界这一时期的变化，人体的"阳气"也闭守于内。冬令进补，就是由冬季"封藏"的季节特点所决定的。民间谚称"冬天进补，春天打虎""三九补一冬，来年无病痛"。

乳房病患者出现的虚证也表现不一，产后乳房病患者多属于气血两亏，宜用益气健脾养血。常用黄芪、党参、山药、茯苓、当归、何首乌、阿胶等药物。乳房先天发育不良或乳腺增生患者，每多是由于肝肾不足，冲任失调，宜用补益肝肾、调摄冲任。常用仙茅、淫羊藿、熟地黄、肉苁蓉、菟丝子、巴戟肉等。乳癌术后或化疗、放疗后均表现为气阴两亏，宜用滋阴生津、益气养阴。常用生地黄、熟地黄、女贞子、旱莲草、枸杞子、南沙参、北沙参、川石斛等药物或用西洋参补益气阴配合膏滋进补。

冬令进补习惯上以膏滋为主，膏滋是由药高度浓缩而成，体积小，服用方便，便于冬天长时间服用，冬令进补有中医学"治未病"的预防思想。

论乳癌肿块卫星结节

乳癌肿块周围的皮肤可以出现几个甚至几十个直径约在数毫米色红或暗红的结节，被称为卫星结节。它是乳癌晚期的一个体征。这个征象是形象地将乳癌比喻为宇宙的星球，所出现的结节就好比围绕星球转的卫星一样。乳腺癌晚期腋淋巴结已有广泛的转移，可严重堵塞乳房通向腋淋巴结的输入淋巴管道，引起淋巴逆流。一些癌栓随着淋巴液的逆流，可被带到癌肿周围的皮肤，形成皮肤局部的转移灶，乳癌肿块周围皮肤上出现的卫星结节，其形态十分酷似毛囊炎的结节，实际上它的本质和毛囊炎截然不同，它不是炎症而是癌栓的局部转移，这个征象和乳癌出现皮肤水肿，甚至溃疡相比，是一个更为晚期的体征，不适合手术治疗，即使勉强做了手术切除，将很快引起大面积的局部复发。

论炎性乳腺癌和免疫的相关性

炎症样乳腺癌虽其临床表现为全乳红肿热痛，具有明显的急性炎症特征，实际上炎性乳腺癌完全没有通常概念中炎症的组织学依据，如炎细胞浸润。炎症样乳腺癌在其组织内是分化不良的细胞、扩张的淋巴管和大小不等的癌细胞巢。炎性乳腺癌起病急骤，乳房肿大、发红，变坚实，可伴有疼痛，局部皮肤温度增高，有时出现触痛。这些征象和急性乳腺炎极其相似，如不仔细辨别真伪，就会误诊为急性乳腺炎，如再做炎症脓肿切开手术，更会造成严重的后果。有人曾用炎症样乳腺癌患者自身肿瘤提取物做皮内注射，皮试结果皆为阳性。而一般乳腺癌患者用自身肿瘤提取物进行皮试，其结果皆为阴性，这两者明显的对比可以说明炎性乳腺癌对自身肿瘤组织皮试出现的敏感反应与免疫过敏反应有关，炎性乳腺癌患者具有自身免疫功能紊乱而表现为病理性的免疫反应。

论炎性乳腺癌的手术效果

乳腺癌临床分期在Ⅰ～Ⅲ期，手术疗法是首位的治疗方法。一般的乳腺癌手术疗效均是比较好的，而对于炎性乳腺癌手术的效果和其他乳腺癌的手术效果有天壤之别。

炎性乳腺癌采用单独手术治疗者疗效极差。据文献统计 116 例炎性乳腺癌患者做了根治术，结果术后 5 年只有 4 例存活。还有文献统计 30 例炎性乳腺癌患者做根治术后 5 年只有 1 例存活，并且此例存活者不久仍死于乳腺癌复发。但手术疗法毕竟仍然是一种治疗乳腺癌不可替代的治疗方法。近年有报道，炎性乳腺癌在手术前应用放疗，放射剂量为 2000～3500 rad，并分别在手术野胸壁及腋窝给予 5000 rad，随访结果表明此方案治疗的 7 例炎症样乳腺癌患者中有 2 例获得 5 年以上生存期。术前加用放疗与单独手术治疗相比疗效较好。因此炎症样乳腺癌手术效果不如其他乳腺癌，但如术前加用放疗仍是患者生存期的重要治疗措施。

论炎症样乳腺癌的中医中药治疗

炎症样乳腺癌的首发症状为乳房肿大、发红，肿块坚实，伴有疼痛，随着病程的发展，乳腺癌局部皮肤呈绯红或红褐紫暗，在肿瘤边缘出现丹毒样或斑纹状色素沉着，继后肿瘤皮肤出现坏死破溃，渗漏污秽伴有紫暗色渗血，气味呈腥臭，并且病程进展快，除腋淋巴结被累及外，锁骨上淋巴结转移及远处转移者也可高达 30%以上，累及对侧乳房者也有 20%左右的较高比率。炎症样乳腺癌是乳腺癌中的癌中之王。中医辨证，这些临床征象是热至极、毒至甚，一派热毒炽盛，中药治疗乳腺癌祛邪的主要方药有三类，即清热解毒、活血化瘀、化瘀散结。而炎症样乳腺癌中药治疗，首选清热解毒，常用中药：半枝莲、半边莲、重楼、紫花地丁、金银花、蒲公英、黄芩、白花蛇舌草、露蜂房等。因为炎症样乳腺癌的临床表现除了热甚，尚有毒甚，因此采用以毒攻毒如干蟾皮、蟾酥甚至砒汞之类砷剂治疗，据现代研究表明，砒汞可治疗白血病、肝癌、胃癌、食管癌。它的机制是作为肿瘤分化诱导剂促使肿瘤细胞重新分化而起到治疗作用。它的原理和中医采用以毒攻毒的理念不谋而合，中药"以毒攻毒"的治疗原则为治疗炎症样乳腺癌开辟了一个新的途径。

论炎症样乳腺癌的针灸治疗

炎症样乳腺癌的病因有人推断，是由于患者免疫力低下而暴发，这与中医学"正气存内，邪不可干"和"正不御外，邪之所凑"的理论不谋而合。炎症样乳腺癌的本质是患者正气虚或先天肾气虚。而从另一个侧面根据炎症样乳腺癌的临床表现又是一派红、肿、热、痛，中医辨证属于热证、实证。因此归纳起来，炎症样乳腺癌的中医辨证属于"正虚邪实"，既有正气虚的一面，又有起病快、来势凶，邪实的一面。因此中医针灸治疗必须采用标本兼顾、邪正同治。

针灸治疗的基本原则是在中医整体观、辨证论治和经络学说的指导下，取穴论治，遵从中医理论针灸可以调整腑脏、平衡阴阳和疏通经络而达到恢复机体的重新平衡。现代研究表明针灸可以调整神经免疫、神经内分泌而起治疗作用，常用穴位：百会、膻中、足三里、关元、悬钟、血海等穴，可以益气生血，提高免疫，扶助正气。祛邪穴位可用阳谷、少府、劳宫，均为火经火穴，可以泻火解毒；带脉穴、足临泣、太冲、合谷、阴陵泉均有清泄肝胆湿热的功效，因此采用扶正和祛邪兼顾的配穴，以肝、胆、脾、胃为主要经络取穴是治疗炎症样乳腺癌的基本取穴特点。

论双侧乳腺癌

双侧乳腺癌是两个乳房同时罹患乳腺癌，所谓"同时发生"，是指首发侧乳腺癌术后 6 个月以内，或术后 12 个月之内发生对侧乳腺原发癌，超过这个时间限度则归为"先后发生"。由于当前乳腺癌摄影水平的提高和乳腺癌手术治疗前选择或不加选择地进行双侧乳腺活检，找出了许多隐匿性乳腺癌，因此双侧乳腺癌原发癌的发现也随之增多。如果双侧乳腺癌一侧确诊为浸润癌，而对侧为非浸润癌，这个特殊的例子，就更提示为两个原发癌。

区分双侧原发性乳腺癌和继发性乳腺癌有什么意义呢？由于原发癌和继发癌处理的原则不同，鉴别两者就十分必要，特别是对侧乳腺癌属于较早期者，鉴别就更为重要。对侧原发癌在原发癌旁组织内常有不典型增生，且原发癌多位于乳房外上部；而转移癌不同，以位于乳房内侧者较多。双侧乳腺癌受遗传影响较大，即有乳腺癌家族史的患者，后来发生对侧乳腺癌的危险也比较大。曾有报道，某一家族的 5 姐妹中罹患双侧乳腺癌的有 2 例，单侧乳腺癌 1 例。另一报道是某一家族的第四代人中出现 4 例双侧乳腺癌。总之，首发乳腺癌的病期越早，患者发病年龄越轻，双侧乳腺癌的频发率也越高，提高双侧乳腺癌的检出率，具有十分重要的临床意义。

论遗传对乳腺癌（双侧）的影响

遗传性乳腺癌占乳腺癌发病的 5%～10%，其具有基因易感性。在家族中患乳腺癌可从一代遗传给下一代。遗传性乳腺癌在其家族中至少有两个一级或二级亲属患乳腺癌。另一个特征是发病年龄轻，一般小于 45 岁，常为双侧乳腺癌，往往还伴发生殖系统其他原发肿瘤如卵巢癌。因此遗传性乳腺癌常发生双侧乳腺癌，这个遗传方式为常染色体显性遗传。乳腺癌的分子遗传学研究显示，大量的基因改变可能是乳腺癌形成中一个重要的步骤。在分子遗传学领域有大量与乳腺癌发生发展密切相关的基因被识别。目前在动物身上发现有 100 多个原癌基因，其中部分基因也被证实可作用于人类肿瘤，尤其抑癌基因的失活使其调节功能丧失是导致乳腺癌的重要发病原因。有报道统计一组 500 例有乳腺癌家族史的患者，其中双侧乳腺癌发生率为 9.6%。而另一组为 5282 例无乳腺癌家族史的患者，双侧乳腺癌发生率为 2.8%，前者发生率是后者的 3.4 倍，由此明显对比可以清楚地显示遗传对双侧乳腺癌的发生有重大的影响。

乳腺癌是否可以和其他部位恶性肿瘤并存

得了乳腺癌是不是还会在身体其他部位再发生另一恶性肿瘤呢？肯定的回答是完全可能存在的，真可谓是"祸不单行""雪上加霜"。根据上海肿瘤医院的统计，在 1947 例乳腺癌中同时或先后合并有其他原发恶性肿瘤者有 49 例，占 2.1%，大多数是乳腺癌合并另一个原发恶性肿瘤，少数的还有双侧乳腺癌合并另一个原发恶性肿瘤。乳腺癌合并的其他恶性肿瘤以女性生殖系统肿瘤为多，如子宫颈癌、卵巢癌；合并消化系统肿瘤，如胃癌、结肠癌、贲门癌、直肠癌。国外文献也有报道乳腺癌合并女性生殖系统肿瘤中以子宫体癌为多见。两个以上原发恶性肿瘤 4271 例，其中 786 例为乳腺癌合并子宫体癌。乳腺组织和子宫都是性激素的靶器官，因此内分泌失调是一个重要的诱因，无论是从预防角度还是是从治疗角度，调整内分泌性激素的失衡具有十分重要的意义。

论前哨淋巴结

前哨淋巴结是指最先接受肿瘤淋巴引流，最早发生肿瘤转移的淋巴结，它也是目前乳腺癌研究的热门课题之一。用探头确认前哨淋巴结，并用病理证实前哨淋巴结阴性后，患者只需要做乳房肿瘤局部切除术，而不是像以前的早期乳腺癌即行淋巴结清扫，避免腋淋巴结清扫，可以大大减少手术后的并发症，保证患侧上肢的功能，提高术后的生活质量。正如 Beechey-Newman 指出，乳腺癌前哨淋巴结活检，对其阴性者不做常规腋淋巴结清扫术，这是继乳房保留手术之后，又一次乳腺癌外科治疗上的"革命"。意大利学者 Vewnew 等 1996～1998 年共收集了 376 例检测前哨淋巴结的病例，其中 371 例发现前哨淋巴结（98.7%），仅 12 例（3%）为假阴性，因此可以充分说明乳腺癌前哨淋巴结监测的正确性和可靠性。相信有关前哨淋巴结阴性的早期乳腺癌患者，避免施行腋淋巴结清扫手术的情况，不久将会达成共识，这将是早期乳腺癌患者的福音。

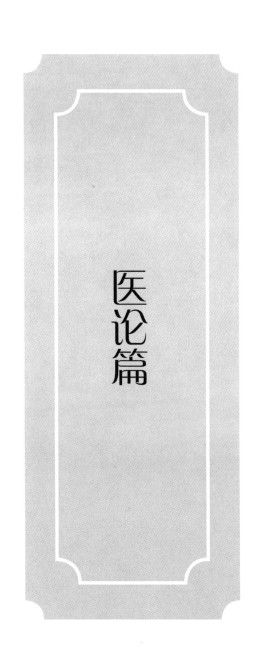

医论篇

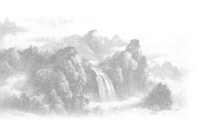

从脏腑辨证，注重外病内治

外科疾病的发生、发展和变化与脏腑、气血、经络密切相关。乳癖之症，虽发于外而实根于内。乳癖多发于女子，女子以肝为先天，乳房为肝经循行部位，肝主疏泄，肝宜调达，肝气失于调达，则肝郁气滞，故疏肝理气贯穿治疗始终。顾老认为肝木克脾，脾伤痰湿凝聚，气滞血瘀为病之标，肝肾两伤，冲任失调为病之本，标本之间互为因果，本病既有虚损的表现，又有属实的方面，标本并存，虚实夹杂。顾老注重外病内治，并将乳癖分成三型：肝郁气滞型、冲任失调型和痰瘀凝结型，相应予以理气活血，疏肝解郁：柴胡、制香附、青皮、当归等；调摄冲任，温补肝肾：仙茅、淫羊藿、鹿角片、锁阳等；活血化瘀，软坚散结：桃仁、益母草、三棱、莪术等治疗。

乳癌的发生和发展是全身虚衰的局部表现。此即"有诸于内必形于外"。治疗宜内外合治，尤以内治为主。乳腺癌是全身疾病的局部表现，虽经手术切除、淋巴清扫很彻底，再加上放、化疗，但仍有复发和转移的可能，甚则危及生命。事实证明术后的中医药调理对于改善症状、提高患者生活质量、防止复发和转移、延长患者生命起着至关重要的作用。顾老在术后尤其注重内治，主张外病内治，以扶正固本为主，辅助脾胃气血。常用的益气健脾药物为生晒参、黄芪、茯苓、白术、淮山药、大枣、炙甘草等；养阴生津药物为生地黄、玄参、麦冬、南沙参、北沙参、百合等；肾精亏虚常用当归、熟地黄、何首乌、枸杞子、阿胶等。

冲任病之本，注重调摄冲任

乳癖之症与冲任二脉关系密切，冲任之脉皆起于胞宫，上行至胸中。肾气不足，冲任失调是乳癖发病之本。余听鸿在《外证医案汇编》中说："乳中结核，虽云肝病，其病在肾。"肾为五脏之本、元气之根，肾气、天癸、冲任三者构成的性轴既作用于胞宫，又作用于乳房，肾气化生天癸，天癸激发冲任通盛，冲任下起胞宫，上连乳房，肾气不足，冲任失调，既可出现月经紊乱、经量减少、经色淡红等胞宫不充的证候，又可发生乳房结块、经前胀痛的乳癖证候。顾老在乳癖的论治中，更注重治本，即调摄冲任，常取用仙茅、淫羊藿、肉苁蓉、锁阳等温补肝肾、调摄冲任之品；并主张用血肉有情之品鹿角粉以温补肝肾、调摄冲任。

中医学认为乳房的发育、生长、衰萎是受五脏六腑之精气支配的。其中以肾的先天精气、脾胃的后天水谷精气、肝的藏血与疏调气机，对乳房的生理病理影响最大。故乳腺癌与肾、脾胃、肝的关系最为密切。《景岳全书·杂证谟》中云："人之始生，本乎精血之原。人之既生，由乎水谷之养。非精血无以立形体之基，非水谷无以成形体之壮，精血之司在命门，水谷之司在脾胃，故命门得先天之气，脾胃的后天之气也。是以水谷之海本赖先天为之主，而精血之海又必赖后天为之资。"脾胃虚弱，肾精不足，肾气亏虚则冲任不充，上不能滋养乳房而易发生乳房病变。故乳腺癌的发生，是因正虚邪入而致病，是脏腑虚衰在体表的反映，乳腺癌乃虚实夹杂之顽疾，整体属虚，局部属实，其本在肾，故在化疗后肾精亏虚，常用当归、熟地黄、何首乌、枸杞子、阿胶等药物补肾填精，又以淫羊藿、肉苁蓉等调摄冲任。

乳癖的治疗经验

一、治癖先治肝，气调癖自平

乳癖结块随月经周期和喜怒而消长，伴胸胁胀痛、性情抑郁、忧思多虑、气虚血少等症。乳癖发于胸胁乃足厥阴肝经循行之地，肝气结于乳络则结块胀痛，肝失疏泄则胸闷胁痛，均与肝木不和有关，因此，顾老在论治中首重疏肝理气，此是论治各型乳癖的核心。顾老对近代外科医家余听鸿提出的治乳不出一个"气"字的论点十分赞同，是治疗各种乳病的高度概括，治疗乳癖离不开调达气机。

二、冲任病之本，益肾调冲任

乳癖之症，虽发于外而实根于内，肾主五脏之本、元气之根。肾气不足，冲任失调是乳癖发病之本。顾老遵循治本的原则，十分重视温补肝肾，调摄冲任。乳癖发于年轻女子者，每多见有月经提前、量少、色淡等证候，乃先天肾气不足，天癸未充，胞宫、乳房同时受累之故。乳癖见于中年妇女者，多出现经期紊乱、经前胀痛、经量少而淋漓不尽、腰膝酸软等症，此乃后天肾气虚衰，不能温润冲任，下不能充实胞宫，上不能滋养乳房所致。故在乳癖论治中，凡见肾虚证后，常取用仙茅、淫羊藿、肉苁蓉、锁阳等温补肝肾、调摄冲任之品；并主张用血肉有情之品鹿角粉以温补肝肾，调摄冲任。

三、癖由痰瘀凝，散癖重化瘀

乳腺纤维腺瘤，症见肿块按之有形，质地坚实，常伴经前乳胀、经行腹痛，均属于血瘀之证，多由肝脾两伤，肝郁气滞，肝木克脾，脾失健运，痰浊内生，痰瘀互结，留阻经络而成。佐以养血健脾，重用化痰散结、软坚化瘀为主，意在祛邪不伤正，扶正而不恋邪，着重治标，即"治标可以顾本，祛邪即是安正"。既注意到肾气虚衰，肝郁气滞在本病发病学上的重要地位，又抓住活血化瘀、软坚散结消块的积极作用。对于多发者，手术效果多不满意，遵循"坚者削之"的治则。常用桃红四物汤合三棱、莪术、益母草等活血化瘀、软坚散结之品。对肿块坚实经久不消者佐用虫类药物。如䗪虫、蜈蚣、全蝎等药物，搜剔深达经络，治瘀结；同时认为痰瘀互结为患，故化瘀中必参合化痰软坚，常加用土贝母、土茯苓、夏枯草、生牡蛎、山慈菇等。

乳癌的治疗经验

一、重视临床触诊，参合辅助检查

中医"四诊"即"望、闻、问、切"，是辨证的核心和基础，随着各种现代科学辅助检查的相继出现，临床医师多过分依赖辅助检查，而忽视十分重要的临床触诊。顾老在临床上十分重视触诊，认为乳房肿块不论大小，凡坚实、表面高突不平，或有皮核相亲者，即使辅助检查阴性者，仍需认真对待，不得贻误，应尽早手术切除、病理活检明确诊断。《诸病源候论》中所称之"乳石痈"即现今所称的"乳岩"。在该书中尚记载"石痈之状，微强不甚大，不赤，微痛热……但结核如石"。又云："石痈者……其肿结确实，至牢有根，皮核相亲。""皮核相亲"是临床触诊的重要特征，凡乳房出现孤立性肿块，甚至有的患者乳房上虽无肿块扪及，而腋下触及坚实结节者，均应手术活检，以防乳腺癌漏诊。

二、强调情志内伤是乳岩发病的重要因素

顾老十分赞同历代医家所论,乳岩的发病和情志内伤有密切关系。《外科正宗》曰:"忧郁伤肝,思虑伤脾,积想在心,所愿不得志者,至经络痞塞,聚结成核。"顾老在忧思郁怒,肝脾两伤的病因基础上做了阐发,肝伤则条达失度,气火内盛,脾伤则运化无权而痰浊内生,乳岩是无形之气郁与有形之痰浊相互交凝,经络痞塞,日积月累,结滞乳中而形成。顾老辨证求因,审因论治,根据乳岩之肿块由气郁痰凝所致,故治疗上十分注重疏肝理气,解郁化痰,予逍遥散和香贝养营汤。理气化痰在乳岩的治疗中仍有举足轻重的地位。常用柴胡、青皮、香附、八月札、枳壳、乌药、茯苓、远志等。顾老认为"以情病者,非情不解"。凡因七情所伤致病者,应调养身心,保持乐观、豁达开朗的情绪,可以对乳岩的药物治疗起到相得益彰的作用。

三、乳岩之肿块非寒而凝,乃肝火而致瘀毒互结

顾老十分重视八纲辨证,认为外科之证首辨阴阳,乳房肿块寒热虚实之辨证更为重要。乳岩肿块虽表面不红不热,但此乃"真热假寒",系由邪毒蕴热煎熬气血津液致邪毒瘀热互结而成。治疗不宜用温经散寒阳和汤之类的方药治疗,他赞同外科名家马培之先生所论"乳岩由气火抑郁而成,治应解郁清肝"。故对乳岩全身及局部辨证为邪毒炽盛而正气尚未虚衰者,常用清热解毒并参合运用活血化瘀、软坚化痰方药。清热解毒用白花蛇舌草、蛇六谷、鹿含草、凤尾草、露蜂房、草河车、蒲公英、半枝莲等;化痰散结用山慈菇、夏枯草、大贝母、土茯苓等;活血化瘀用桃仁、赤芍、三棱、莪术等。此类药物的应用对抑制肿瘤的发展尤为重要,且对晚期乳岩,已做放、化疗,有转移复发、疮口溃烂者,可以抑制病灶的发展和延长患者的生存期,体现了顾老祛邪可以安正,治标可以顾本的学术观点。

四、重视扶正固本,扶助脾胃气血

顾老认为乳岩的发病是全身虚衰的局部表现,"正气存内,邪不可干""邪之所凑,其气必虚"。故顾老尤其重视扶正固本,这与现代医学认为人体内环境稳定性和机体的相对平衡遭到破坏,致癌因素作用于机体而导致肿瘤形成,并得以浸润、扩散和转移的观点是一致的。顾老又宗仲景"见肝之病,知肝传脾,当先实

脾"的观点，以益气健脾作为治疗乳岩的常用方法之一。脾为后天之本、气血生化之源，乳岩破溃、疮面出血、大量渗液或放、化疗后脾胃气血两伤，扶助脾胃气血尤为重要。常用的益气健脾药物为生晒参、黄芪、茯苓、白术、淮山药、大枣、炙甘草等；养阴生津药物为生地黄、玄参、麦冬、南沙参、北沙参、百合等；肾精亏虚常用当归、熟地黄、何首乌、枸杞子、鸡血藤、龙眼肉、阿胶等。益气健脾对化疗后白细胞减少，有保护骨髓功能、增加白细胞和血小板的功效。对晚期乳癌正虚体衰、癌瘤扩散者，自始至终把扶正固本放在首位，同时慎用攻邪药物。如《东医宝鉴》曰："不必治癌，补其阴阳气血，自可带病延年。"

22 例乳腺导管扩张症的临床分析

乳腺导管扩张症，亦称浆细胞性乳腺炎，临床上比较少见。本病的临床体征和乳癌十分相似，经常发生误诊和误治。如 Cormar 和 Dokerty 报道的 24 例导管扩张症，术前有 17 例临床误诊为乳癌，做了不必要的根治术，国内外西医对复杂性导管扩张症，虽明确诊断为良性肿块，但仍采用单纯乳房切除术。术后一侧乳房缺损的患者，尤其是中青年妇女在心理上和生理上造成较大的创伤，笔者采用中医外科传统手术方法，术后应用外用药换药，具有手术损伤范围小、痛苦少、愈合快的优势和特色，又能保留乳头和乳房，患者乐于接受，天山中医医院自 1993年 4 月至 1995 年 3 月共收治乳腺导管扩张症 22 例，取得较好临床疗效。

一、一般资料

22 例患者中女性 21 例，男性 1 例；年龄 26～58 岁，平均 36.2 岁，年龄 20～30 岁 4 例，31～40 岁 10 例，41～50 岁 6 例，50 岁以上 2 例，31～40 岁者占 45.5%，其中 1 例男性为 33 岁。本组 21 例女性患者中除 2 例为未婚青年外，其余 19 例均为非哺乳期育后妇女。病程 10 日至 21 年，其中 3 个月以内者占 41.0%，1 年以内者占 70.0%。

二、临床表现

以乳房肿块就诊者 17 例（77.3%），其中肿块位于乳晕区者 11 例，肿块最小1.2cm×1.2cm×1cm，最大 10cm×10cm×8cm。14 例肿块有压痛，其中和表皮粘连者 10 例；乳头凹陷者 21 例；乳头溢液者 10 例（45.5%），其中乳酪样溢液 6

例，浆液性溢液 4 例。乳房肿块波及两个象限以上，乳房呈弥漫肿大，皮肤焮红，肿块边界不清者 5 例（22.7%），同侧腋下触及肿大淋巴结者 11 例（50.0%）。本组 22 例中 5 例急性发作期者有 38℃左右的发热，经抗感染治疗，肿块由边界不清而趋向局限，肿块范围也有明显缩小。

三、术前诊断

术前诊断乳癌可疑者 2 例，乳房结核继发感染者 1 例，乳晕部慢性炎症者 1 例，诊断浆细胞性乳腺炎者 18 例，占 81.8%。

四、病理诊断

本组 22 例乳腺导管扩张症术后切除标本均行石蜡切片检查，镜下见导管系统局限扩张，导管壁呈慢性炎症改变，管腔阻塞，管腔内上皮萎缩，管壁纤维化，管壁周围组织有大量浆细胞浸润。

五、中医手术方式

本组 22 例均采用导管切开法，单纯性的乳晕部瘘管或乳晕部肿块伴乳头溢液者采用局部麻醉下瘘管切开，管壁切除创面暴露开放中药换药。手术步骤是先以探针从溢液乳孔插入，在乳晕肿块表皮切开，探针从切口处穿出，在探针下插入槽针，沿槽针将瘘管或扩张导管管壁切开，修剪切除导管管壁。复杂性导管扩张症，系指病灶侵及两支导管以上，肿块可波及两个象限以上，也可在同一象限有两个以上孤立的肿块。手术时每多采用持续硬膜外麻醉下进行，先做脓腔切开术，充分刮除坏死组织，从脓腔中插入探针，从乳孔中穿出，沿槽针打开瘘管管壁，修剪、切除瘘管管壁，创面开放，外用祛腐药腐蚀、脱卸残留的管壁及坏死组织，直至疮口愈合。

六、辨证分期中药治疗

乳腺导管扩张症的中药辨证分期治疗和手术治疗两者可以起到相辅相成的作用。顾老指出在本病静止期主要临床表现为乳头有粉刺样分泌物，此为肝火湿热，常用龙胆草、黄芩、山栀子、白花蛇舌草、蒲公英、金银花、虎杖清热解毒。其中蒲公英、虎杖两味清热寓于活血之中，既能泻火又能消块，对伴有乳晕部结块者更为适宜。生薏苡仁、皂角刺、穿山甲、败酱草有排脓托毒之功，可使积聚在导管中之脂质稀释并加速排出，达到"通则不痛"的效果；生山楂、冬瓜子、桔梗、桃仁祛脂化瘀，该组药物有降低泌乳素的功效，对抑制扩张乳腺导管的异常分泌具有治本的作用。本病的病灶可累及多支导管，甚至双侧乳房先后发病，因此祛脂化瘀药物的长期服用具有治疗和预防的双重作用。在急性发作期多伴有杂菌感染，方药中可加用半枝莲、草河车、连翘、红藤等清热解毒药，并可配合"双黄连""清开灵"等清热解毒化湿中药制剂静脉滴注，有助于本病由急性期向迁延期转化。本病慢性迁延期乳房表现为硬结肿块，此阶段宜重用化瘀软坚散结药物，常用柴胡、当归、丹参、桃仁、三棱、莪术、益母草、王不留行、炙穿山甲、土茯苓、生牡蛎。复杂性瘘管术后可表现为气血两虚，常伴虚汗频出、精神萎软，宜重用益气固脱，常用炙黄芪、生晒参、淮小麦、煅龙骨、煅牡蛎、五味子。

七、治疗结果

本组 22 例，治疗后创口完全愈合，瘘管部无疼痛，乳晕部无肿块、疼痛，乳头无分泌物而临床痊愈者 20 例，痊愈率为 90.9%。疗程最短 18 日，最长 114 日，平均为 48 日。

八、体会

笔者概括乳腺导管扩张症有以下特点：①本病大多患者有先天性乳头全部凹陷或呈线状凹陷畸形；②乳头溢液是本病的首发症状或早期症状，溢液多呈乳酪样、浆液性或脓性，溢液分泌物有臭味；③本病多见于 30~40 岁的非哺乳期妇女，其次为绝经期后老年妇女；④乳晕或乳房肿块，急性期消退后，即可出现肿块与皮肤粘连，皮肤呈橘皮样变；⑤病程长短不一，短者数日，长者 10 余年，但多数发病比较迅速；⑥急性期可有急性乳房炎的红肿热痛，但无高热、畏寒等全身症状，体温一般在 38℃ 以下，经抗感染治疗后红肿可消退，肿块可缩小，但不会全部消散；⑦本病在急性期可有患侧腋下淋巴结肿大，质不硬、有压痛，但随着病程由急性期向迁延期、瘘管期进展，肿大淋巴结可逐渐缩小，乃至触不到；⑧本病肿块溃破或切开引流后，溃口渗出液以浆液性为主，伴少量脓性分泌物，不同于产后急性乳腺炎溃后见厚稠黄色脓液，也不同于乳癌溃后多见血性分泌物。

本组病例中，有一患者右乳晕部肿块反复红肿，在门诊切开引流，溃口有浆液性伴脓性溢液，临床体征是典型的导管扩张症瘘管期，患者入院后做导管扩张瘘管切除，病理报告结果为浸润性导管癌。这个病例揭示导管扩张症确有癌变可能，或导管扩张症同时伴有浸润性导管癌的存在，因此临床上病理检查是必不可少的。

（顾乃强. 上海中医药杂志. 1996 年第 5 期）

禀赋不足气阴虚　阴损及阳脏

——辨证分型治疗结缔组织病 178 例

结缔组织病的证情错综复杂，变化多端。顾伯华教授在临床实践工作中，观察到它们有共同的正虚一面。运用中医理论，同病异治，异病同治，取得了显著疗效。

一、临床资料

本组共 178 例，其中系统性红斑狼疮 117 例，女性 113 例，男性 4 例，肝肾损害 55 例；系统性硬皮病 22 例，全部为女性，伴雷诺现象 9 例，水肿期 5 例，硬化期 9 例，萎缩期 8 例；皮肌炎 10 例，男性 4 例，女性 6 例；并发肺癌 1 例；混合结缔组织病 14 例，均为女性，红斑狼疮有的伴硬皮病，有的伴口眼干燥症或伴皮肌炎，表现雷诺现象者 3 例，肺部有间质性炎症者 2 例，肝肾功能有不同程度损害者 9 例；结节性多动脉炎 5 例，男性 2 例，女性 3 例，有肝脏损害者 2 例，有肾脏损害者 2 例，有肺部间质性炎症者 1 例；Behcet 综合征 10 例，男性 3 例，女性 7 例。

二、辨证分型与治疗

1. 风寒阻络，郁阻痹证

本证多见于红斑狼疮的初期和缓和期，以关节酸痛为主者；硬皮病的水肿期，皮肌炎以皮肤症状为主者；混合结缔组织病雷诺症状明显者。

风寒湿侵袭肌腠经络，气血为之痹阻而运行不畅，营卫因之失和，肌肉、关节麻木、沉重、屈伸不利，关节肿胀，手足苍白、背紫，遇冷加剧，得温而解。

治则：疏风化湿，温阳散寒，和营通络。

处方：阳和汤、麻黄汤、润痹汤等。

疏风化湿用羌活、独活、秦艽、威灵仙、桂枝、防己、豨莶草、防风等；温阳散寒用制川乌、净麻黄、鹿角、淫羊藿、肉苁蓉；和营通络用丹参、当归、赤芍、虎杖、鸡血藤、茶树根。气虚者，用黄芪、党参、白术、茯苓、黄精益气。

2. 热毒炽盛，燔灼营血证

本证多见于红斑狼疮、皮肌炎、结节性多动脉炎的急性发作期，常伴有多脏器的损害。

此外邪郁久化火，热毒燔灼营血，热毒炽盛，故高热不退、面颊红斑嫩赤；血热妄行而溢于络，皮肤乃发斑疹、瘀点、紫癜、吐血鼻衄；热毒攻心，乃见神志昏迷、谵语、舌红绛、苔黄糙、脉弦滑洪数。

治则：凉血护阴，清热解毒。

处方：犀角地黄汤、清营汤、黄连解毒汤等。

凉血护阴用鲜生地黄、水牛角（代犀角）、赤芍、牡丹皮、玄参、麦冬、石斛、天花粉、白茅根；清热解毒用金银花、连翘、生山栀子、黄连、黄芩、蒲公英、白花蛇舌草、板蓝根、紫草。神昏谵语用安宫牛黄丸1粒，化服，或紫雪丹0.9g，冲服；大便干结者，用生大黄9g（后下），玄明粉6g（分冲）；小便短赤者，加淡竹叶9g，车前子12g（包）。

此期患者，常可在短时期内死于心、肾、脑损害，或因继发肺部感染及真菌感染而导致死亡，应及时采用中西医疗法抢救。

3. 气阴不足，肝肾两盛证

本证多见于各种结缔组织疾病缓解期。

高热之后，热毒耗伤阴液、气阴两亏，心火偏旺，肝肾不足或阴虚火旺之体，面部红斑不鲜；营血不足则神不守舍，心烦少眠；汗为少液，虚阳妄动、迫津外泄，见自汗、盗汗；气阴亏损日久，阴虚火旺、灼伤阴津，阴液重损，血虚不能濡养四肢而见倦怠乏力、关节酸痛；肾阴亏耗则腰酸、足跟疼痛；肝肾不足，则月经量少、色紫暗淡；阴虚内热则舌暗红苔花剥、脉细数。

治则：益气养阴，补益肝肾，清虚热。

处方：四君子汤、增液汤、六味地黄汤。

益气养阴用党参、生黄芪、白术、茯苓、生地黄、玄参、麦冬、沙参等；补益肝肾用女贞子、旱莲草、淫羊藿、肉苁蓉、淮山药等；清虚热用知母、黄柏、青蒿、地骨皮、白花蛇舌草等。月经不调者，加当归12g，白芍9g；腰脊酸痛者，加炙狗脊12g，菟丝子9g（包）；关节痛者，加左秦艽9g，茅莓根30g；夜眠不安者，加夜交藤30g，酸枣仁9g（打）；自汗盗汗者，加浮小麦15g，生牡蛎30g（先煎）；有尿蛋白者，加薏苡仁根30g，大蓟根30g，扦扦活30g；胸闷绞痛者，加冠心苏合香丸1粒（吞服）；阴损及阳四肢厥冷、脉细者，加熟附块9g（先煎），干姜9g，党参改兴京白参。

4. 脾血肝郁，气滞血瘀证

本证多见于以肝脏损害为主的各种结缔组织疾病。

热毒燔灼营血，肝失所养、疏泄失司，而见气滞血瘀。热毒夹湿熏蒸脏腑，胆汁外溢则发黄疸；肝气横逆，胃失升降，则腹胀纳呆、嗳气泛恶；肝血不足则头昏失眠；肝血瘀滞不能灌养冲任则月经不调或闭经；血不循经，溢于脉外，则发瘀斑紫癜，迫血上行则鼻衄、郁于内脏则肝脾肿大。

治则：健脾益气，疏肝理气，活血化瘀。

处方：参苓白术散、逍遥散等。

健脾益气用党参、白术、茯苓等；疏肝理气用柴胡、当归、赤芍、白芍、香附、郁金、延胡索、八月札等；活血化瘀用丹参、莪术、虎杖、平地木等。伴有黄疸者，加茵陈15g，大黄9g，猪苓9g，车前草30g；腹胀不舒者，加煨木香9g，佛手9g，沉香曲9g（包）；大便溏薄者，加焦扁豆9g，炒薏苡仁9g，焦山楂12g；大便干结者，加生何首乌15g，黑芝麻9g；恶心呕吐者，加姜半夏9g，陈皮9g，炒竹茹9g；肝脾肿大者，加三棱9g，大黄䗪虫丸9g（包）；瘀斑、鼻衄者，加仙鹤草15g，白茅根30g；肝功能指标偏高者，加连翘30g，半枝莲30g。

5. 心肺不足，脾肾阳虚证

本证多见于结缔组织疾病急性发作，有多种脏器损害者。

疾病经年累月，失于调治，正气日损，脏腑衰疲，互相牵累，心肺不足，脾肾阳虚而见水湿泛溢等五损见证。《景岳全书·水肿论治》中说："凡水肿等证，乃肺脾肾相干之病，盖水为至阴，故其本在肾；水化于气，故其标在肺；水惟畏土，故其制在脾，今肺虚则气不化精而化水，脾虚则土不制水而反克，肾虚则水无所主下而妄行，水不归经则逆而上犯，故传入脾而肌肉浮肿，传入肺则气息喘急。"盖脾为中土、脾阳不足，土色上泛，故而面色萎黄；脾主四肢，阳气不足，则精神萎顿、倦怠无力、形寒肢冷；肾为水脏，肾阳衰微，气化无主，排泄障碍，水液泛滥于肌肤，则周身浮肿，肿甚则按之凹陷不起；水停于胸则气急心悸，水停于腹则胀满，水泛为痰则喘咳痰鸣；痰阻气机、肺失肃降，则呼吸急促；水停膈下，阳气不足，宗气大泄致心阳暴脱，则大汗淋漓、四肢厥冷、脉微欲绝；痰浊上扰清空，则神昏、抽搐、癫狂、瘫痪。

治则：健脾补肾，温阳利水。

处方：真武汤、苓桂术甘汤、二仙汤等。

健脾补肾用黄芪、党参、白术、茯苓、黄精等；温阳利水用附子、桂枝、淫羊藿、巴戟肉、肉苁蓉、葫芦巴、猪苓、泽泻、萆薢、车前草等。尿蛋白多者，加大蓟根 30g，薏苡仁根 30g，金樱子 9g；尿素氮高者，加六月雪 30g，扦扦活 15g，土茯苓 30g；有胸腔积液者，加葶苈子 9g，白芥子 9g，炙苏子 9g，或控涎丹 1～3g（分吞）；有腹水者，加大腹皮 15g，汉防己 30g，冬瓜皮 30g；口干唇燥者，加沙参 12g，玄参 12g，麦冬 12g；心悸气短者，加丹参 30g，五味子 9g，炙远志 9g；咳嗽气急、咳痰不畅者，加沙参 9g，炙紫菀 9g，炙款冬花 9g，净麻黄 9g，鱼腥草 15g；昏迷癫狂者，加天麻 9g，钩藤 15g（后下），羚羊角 3g（另煎冲服）；有念珠菌感染者，加野蔷薇 9g，一枝黄花 30g（另煎服或含漱）。

本证危重，变在顷刻，应积极运用中西医两法监护、救治。

三、疗效标准与结果

（1）显效：连续治疗 6 个月以上，临床症状大部分消失，实验室检查基本正常，能正常上班工作，共 62 例（系统性红斑狼疮 35 例、硬皮病 7 例、皮肌炎 5 例、混合结缔组织病 6 例、Behcet 综合征 9 例）。

（2）有效：主诉和实验室检查部分好转，能参加轻微劳动或半日工作，共 86 例（系统性红斑狼疮 59 例、硬皮病 12 例、皮肌炎 4 例、混合结缔组织病 6 例、结节性多动脉炎 5 例）。

（3）无效：不能控制病情，如用西药治疗为主的，共 30 例（系统性红斑狼疮 23 例、皮肌炎 1 例、混合结缔组织病 2 例、Behcet 综合征 1 例、硬皮病 3 例）。

四、体会

（1）结缔组织疾病是由红斑狼疮、硬皮病、皮肌炎、结节性动脉炎、Behcet 综合征、混合结缔组织病等多种疾病组成的一类疾病。它们的临床表现各不相同，治法也当异。但在中医辨证角度来看它们的共同特点是先天禀赋不足，气阴两虚，以气虚为主，多见肝肾两虚证。故益气养阴之法为其大同。而各病病机又各有所偏，如红斑狼疮以气阴两亏、阴虚内热为多，常用黄芪、党参、白术、生地黄、玄参、麦冬、知母、黄柏、白花蛇舌草、虎杖等；硬皮病以气血不足、阳虚寒湿阻络为多，常用黄芪、党参、白术、淫羊藿、锁阳、肉苁蓉、秦艽、丹参、鸡血藤等；皮肌炎以气血两虚、脾肾不足、寒湿留络为主，常用黄芪、党参、茯苓、淮山药、制川乌、淫羊藿、秦艽、威灵仙等；结节性动脉炎以血瘀证候突出，常用黄芪、丹参、益母草、鸡血藤、桃仁泥、忍冬藤等。

（2）在不同病见相同脏器损害时又有相同的证，用相同的方法治疗，此亦谓异病同治。

（3）同一个病、同一个病例在不同阶段，出现不同的证，则采取不同的治则，此即同病异治。如红斑狼疮初期以寒湿阻络见证为主，日久化火伤阴，则以阴虚内热见证为主，最后阴损及阳，多以阳虚、脏器衰微见证为主。治也多异。

（4）在很多病例中，血病见证始终存在，故活血化瘀通络法又是治疗结缔组织疾病的基本治法之一，我们多用丹参、当归、赤芍、红藤、益母草、虎杖、雷公藤治疗，有明显地改善血液循环的作用。此亦为异病种、异病期同治。

（顾乃芬. 上海中医药杂志. 1993 年第 9 期）

顾伯华治疗外吹乳痈的经验

外吹乳痈是指产后发生的急性乳腺炎。它的发病居于各种乳房病之首。顾老对本病的论治以脏腑经络学说为理论指导，根据产妇的生理气血特性和乳腺组织的生理病理特点，在治疗上从整体观出发，以通为顺，内治、外治并举，取得了卓著的疗效。

一、内治贵早，以通为顺

本证之成，可因乳头破碎，风邪入络的外因而得，也可由厥阴气滞，阳明蕴蒸的内因所发。无论外因、内因，都会导致乳汁郁结，乳络失宣，乳窍闭塞。因此，顾老指出，乳痈论治，贵在早治。外吹乳痈者，尤多见于初产妇女、产后未满月者，抓紧早治，重用通法中疏表邪以通卫气，是立法用药的关键。顾老又指出，乳痈论治，以通为顺。通者，疏表邪以通卫气、通乳络以去积乳，是通，和营血以散瘀滞、行气滞以消气结、通腑实以泄胃热，也均属通。现今论治乳痈，医者均效法于古方"瓜蒌牛蒡汤"。顾老剖析此方，认为用药清热寒凉有余，疏散通络不足，所以取用本方只能会其意，不可拘其药。顾老自拟的新瓜蒌牛蒡汤，取名"乳痈消散方"，组成为柴胡、苏梗、荆芥、防风、牛蒡子、全当归、炒赤芍、全瓜蒌、蒲公英、王不留行、鹿角霜、青皮、陈皮、丝瓜络、路路通。本方取柴胡、苏梗互同荆芥、防风、牛蒡子疏散卫气以通；当归合赤芍和营血使通；丝瓜络、路路通宣乳络助通；鹿角霜、王不留行温散行血消肿使通；蒲公英活血之功寓于清热之中，清中有通。总之全方贯穿于"通"。归纳顾老治疗乳痈"以通为顺"的经验是：①疏散通络，重点突出；②清热解毒，忌用寒凉；③托药应用，不宜过早；④行气活血，意在和营。外吹乳痈内治贵在早治，以通为顺，体现了顾老治疗乳痈立法用药学古而不泥于古，更重化裁发扬的学术观点。

二、外治得宜，防治两利

1. 改良生肌散配方

乳头破碎或皲裂是导致乳络感染，风邪入络，发生乳痈的重要因素。生肌散是传统用于长皮生肌的有效外用散剂，也常用于乳头破碎、皲裂。方中冰片一味，芳香走窜，可起引药的作用，用量适中可以助长收敛生肌。但原方中该药用量过大，对创面产生刺激，既增加乳头破损的疼痛，又因疼痛而造成局部血管痉挛，使血供减少而影响创面愈合。顾老通过临床探索，配方改良生肌散，将原方冰片含量3g，减少至0.3g，克服了古方生肌散对创面的疼痛刺激，加速了疮面的愈合。在生肌散油膏的赋形剂上，顾老用熟猪油、蛋黄油替代凡士林油膏，提高了生肌收敛的功效，不但使乳头破碎和皲裂加速了愈合，而且阻止了乳络感染，对乳痈的发生起到了重要的预防作用。

2. 外敷消散，寒温并用

痈肿结块，采用药物外敷治疗，可以使药物直达病所，起到活血定痛、消肿散结的功效。乳痈属于阳证中广义痈范畴，阳证的外敷药，大多是选用药性清凉的金黄散或玉露散之类。顾老认为，乳痈既有属于阳证痈的一般共性，同时又具有病在乳络，内有积乳的个性。乳汁为气血所化，血乳同源，根据气血特性，得温则行，得寒则凝，故外敷也应忌寒凉，不然亦会引起局部炎性僵块，造成迁延性乳腺炎的流弊。因此顾老主张寒温并用，注重和营消肿，常在金黄散和玉露散中掺以红灵丹（顾氏经验方，由雄黄、乳香、没药、火硝、朱砂等组成，具有温通消散功效）。寒温并用以外敷，不但提高了消块止痛的效果，也避免了迁延性乳痈结块的流弊。顾老还常加入捣烂如泥的葱白。《本草纲目》曰："葱白，通乳汁，散乳痈之功效。"顾老根据乳痈肿块的独特个性，将葱白泥和入金黄散或玉露散中合用，以减轻寒凉之性，达到寒温并用、和营消肿之功效。

3. 手法排乳，法简效速

手法操作排除蕴积宿乳，法简而效速，对早期乳痈的消肿止痛，往往有立竿见影的效果。顾老十分重视手法排乳，经常指导患者家属掌握以下正确的人工排乳手法：在手法前嘱患者在乳头和宿乳结块的肿痛处做热敷，然后用拇指和食指搓捻乳头，并将乳头轻轻向外牵引。此手法对乳头的乳孔堵塞或开口于乳头的乳腺大导管堵塞尤为必要。对宿乳肿块的局部手法是用手掌进行按摩，由上至下顺势按摩，在搓揉乳房结块的同时，端托乳房并挤排郁结乳汁，挤乳的时间需稍长些，乳汁排出会由少至多，当排乳通畅后，乳汁郁积的乳房肿块可柔软变小，疼痛也会随之减轻或消失。人工排乳手法是药物外敷及内消使通的补充。顾老指出，两者的有机结合，可以起到相辅相成，事半功倍的功效。

4. 手术切开时机要得宜，深浅要适度

乳痈酿脓已成，势必要切开引流，但掌握适宜的切开时机和适度的切口大小及深浅是十分重要的。顾老主张外吹乳痈脓成切开宜熟不宜生，偏生切开不但改善肿痛不多，甚者尚可造成传囊乳痈的发生。切口大小要适宜，以达到引流通畅为尺度。顾老指出，既要选择适度的皮肤切口大小，更要注意脓肿壁切口的大小。很多术者只注意皮肤切口大小，忽视了脓肿壁的切口，往往因脓肿壁切口过小，致术后脓液、宿乳引流不畅，造成长期袋脓，迁延疮口愈合，甚至脓壁切口闭合，再度肿痛发热，而不得不再次扩创手术，增加了患者痛苦。脓肿壁切口太小，还会影响术后药线的引流。顾老指出，手术成功与否是重要的方面，而术后药线引流也同等重要。药线是否真正插入脓腔底部，还是未达脓腔中，如果反留置于皮下，就会前功尽弃。因此，顾老对乳痈术后的引流换药是高度重视的。对乳痈脓肿切开深浅的掌握，他指出必须视脓肿部位的深浅而定。乳痈脓肿部位的深浅差别很大。浅表者只需表皮下稍稍切开就可脓泄如注。但有的乳痈，脓肿部位很深，对此类脓肿，顾老的经验是，切开时刀锋不宜直插脓壁，这样容易发生损伤血络产生大出血的流弊。顾老的手术操作是皮肤、皮下切开后，用中号血管钳插入，钝性顶破脓肿壁，然后再用血管钳撑开脓腔，使脓液和宿乳引流畅通，待脓液基本排尽，脓中伴见血溢时不再挤脓，不求一次排尽，不然欲速则不达。硬挤排脓近则会因挤脓伤络出血，远则会因挤脓损伤而导致医源性的传囊乳痈。这些容易被忽视的方面，正是手术后成功与失败的试金石。顾老常引证《外科正宗》"脓生而用针，气血既泄，脓反难成……若疮深而针浅，内脓不出，外血反泄；若疮浅而针深，内脓虽出，良肉受伤"。陈实功辨脓生熟深浅和切开时机，对各类痈证，尤其外吹乳痈很有现实意义，值得借鉴。

5. 垫棉压迫端托法是乳漏和袋脓的有效外治法

乳痈脓肿位于乳络，一旦脓成切开排脓，每易损伤乳络，创口可以经久不断地漏乳，而致疮口不愈。每当喂乳奶阵来时，乳孔泌乳减少而疮口溢乳不断，敷料及内衣均会被奶水所浸湿，因此着凉感冒者屡见不鲜。患者为此感到十分苦恼，医者对溢乳的疮口换药也颇感棘手，往往要求中止哺乳，而求疮口愈合。为了解决疮口漏乳这个难题，顾氏将陈氏《外科正宗》背疮垫棉法移植用于乳痈疮口漏乳和疮口下方袋脓。即用几层纱布棉垫覆盖于疮口，绷缚扎紧，借助加压的作用，使破损的乳络自然黏合，伺时嘱患者用胸罩或毛巾端托乳房，以利乳汁从乳腺管畅通地由乳头溢出。切口在上，脓腔在下的袋脓者，可用纱布折叠成小块直接垫压于袋脓处再用胶布拉紧。垫棉压迫绷缚背疮法，陈氏首创用于对口、发背痈疽内肉不合，顾老善于吸收陈氏独特外治法的优势特色，更擅发扬，顾老将陈氏垫棉法移花接木，用于乳痈疮面的较大缺损，或乳络损伤乳漏不断者，或袋脓疮口不愈者，均收到较好的效果，解决了外吹乳痈术后漏乳和袋脓的一大难题。

三、化瘀软坚，内外兼治

迁延性乳腺炎都由急性乳腺炎转化而来，多因患者在急性期过多应用性味寒凉清热的中药，或是使用大量抗生素演变而来，也有的是在瘀积性乳腺炎基础上发展而来。本症特点是乳房上形成一个质中偏硬，欲消不消，欲脓不脓，既不消散又不化脓的迁延性炎性肿块，称僵块。这类乳房迁延性炎性肿块，可以持续很久，患者因局部结块而胀痛不适，大的僵块尚会影响乳汁分泌和哺乳，患者尚因肿块不消而担忧病变，甚至要求手术治疗，对此类迁延性乳腺炎肿块，目前中医尚缺乏有效治疗办法。顾老认为，迁延性乳腺炎形成的肿块，是乳汁和痰浊阻于乳络而成，因此他主张重用活血化瘀，软坚通络，内外兼治。常用药：柴胡、当归、丹参、桃仁、三棱、莪术、益母草、王不留行、炙穿山甲、土贝母、牡蛎等。其中益母草一味，顾老尤有心得。益母草兼蓄攻补之效，破瘀血而不伤新血，补新血而不滞瘀血，同其他活血化瘀药同用，更能体现攻中有补，祛邪而不伤正。用于外吹乳痈最为相宜。由于本病炎性肿块质地坚实，内服和外敷药性均不易渗透入里，顾老在本证外治上，常辅以砭镰法。砭镰手法掌握的尺度是："刺其皮而不伤其络"。即在肿块的表皮砭刺放血，既能改善局部淋巴回流，使肿块局部由高张转为低张，然后再在肿块上敷涂适量蜂蜜和醋调成糊状的大黄粉，有助于外敷药的吸收。同时当局部张力降低，内服的活血化瘀药物的药性也容易渗入病灶发生作用，从而加快乳房炎性僵块的消散吸收。顾老治疗本证重用活血化瘀，内外兼治，并将砭镰法延伸;应用于迁延性乳腺炎，既扩大了砭镰法的适应证，同时也是本证采取综合治疗，取得较好疗效的一个重要治疗环节。

四、通络药和回乳药异途同归

外吹乳痈多见于产后未满月，好发于产妇乳房丰满，乳汁分泌旺盛者。初生儿食量不多或吮乳乏力，每易造成乳汁壅滞，乳汁滞久极易发生乳痈。乳汁瘀积既有乳汁分泌过剩，又有乳络失宣，两者又可互为因果。顾老在治则上形象地提出开源节流，即通络药和回乳药合并应用。取丝瓜络、路路通、漏芦等疏通乳络的药物，意在开源，同时用生山楂、生麦芽以减少乳汁生成，意在节流。根据乳为血化，血乳同源，山楂、麦芽多用可耗伐胃气，胃气受伐，中焦受气取汁，复化为血必少，血少乳少，此乃麦芽消食回乳的机制，具有截流先堵其源之意。两类药物各尽其长，异途同归，起到相得益彰之功，体现了顾老在外吹乳痈用药上的巧思工匠，别具一格。

五、鹿角霜代鹿角温通散结

顾老认为，每味药都有适应证，鹿角也不例外，如超越了适应的范围就会产生弊端。外吹乳痈，表皮焮红赤痛，邪热偏盛者，如再服鹿角，则会助邪生火，促其成脓。鹿角既温通散结，又可助邪化热，为减少鹿角助邪的弊端，顾老根据家传用药经验，常以鹿角霜（即煎熬鹿角，膏之余渣）替代鹿角。鹿角霜不但价格低廉，货源充足，而且既存鹿角温散消肿之能，又温而不腻，可减鹿角助邪生火之弊，因此鹿角霜代替鹿角用于外吹乳痈更为得宜。

（顾乃强，顾乃芬. 上海中医药杂志.1992 年第 10 期）

顾乃强诊治乳癌经验谈

顾乃强老师秉承家学，注重临床实践，勤于探索，在乳房病诊治上积累了丰富的经验。近 2 年来，我随师病房、门诊，受益匪浅。本文着重介绍顾老在乳癌的诊断、辨证施治和处方用药方面的经验。

一、重视触诊，紧扣"皮核相亲"特征

中医"四诊"（即望、闻、问、切）是正确辨证论治的基础，随着各种现代科学辅助检查技术的相继出现，临床医师过分依赖辅助检查，忽视临床触诊的现象每多存在。而顾老十分重视乳房的临床触诊，认为乳房肿块不论大小，凡肿块坚实，表面高凸不平，有"皮核相亲"特征，即使辅助检查阴性者，仍须认真对待，不得贻误，应尽早做病理活检，争取明确诊断。

二、单纯性乳癌注重疏肝解郁，配合心理调摄

《外科正宗》曰："忧郁伤肝，思虑伤脾，积想在心，所愿不得者，致经络痞涩，聚结成核。"通过长期临床实践与总结，顾老提出乳癌由无形之气郁与有形之痰浊相互交凝，经络痞涩，日积月累，结滞乳中而成。因此治疗上他十分注重疏肝理气、解郁化痰，常用药：柴胡、青皮、香附、八月札、枳壳、乌药、茯苓、远志等；同时十分强调心理调摄，两者结合对延长乳癌患者的生存期和提高生活质量有重要意义。

三、炎性乳腺癌重用清热解毒

顾老十分重视八纲辨证，认为外科之证首辨阴阳，乳房肿块寒热虚实之辨更为重要。炎性乳腺癌之肿结非寒而凝，乃肝火瘀毒互结。因此切不可沿用治疗流痰阴寒之温经散寒法及阳和汤之类的方药治疗，应以清热解毒为主，故治以活血化瘀、软坚化痰。常用药：白花蛇舌草、鹿含草、凤尾草、露蜂房、草河车、蛇六谷、蒲公英、半枝莲、山慈菇、夏枯草、土贝母、土茯苓、桃仁、赤芍、三棱、莪术等。

四、晚期乳癌重视扶正固本，扶助脾胃

晚期乳癌，正虚体衰，癌瘤扩散，此时顾老在立法用药上始终把扶正固本放在首位，既不强求术后的化疗次数，还屡屡告诫要慎用攻邪药物，切勿犯虚虚之戒。《东医宝鉴》谓："不必治癌，补其阴阳气血，自可带病延年。"顾老常用益气健脾药物如生晒参、黄芪、茯苓、白术、淮山药、大枣、炙甘草；养阴生津药物如生地黄、玄参、麦冬、南沙参、北沙参、石斛、天花粉、百合、鳖甲、茅根、芦根；益精养血药物如当归、熟地黄、何首乌、枸杞子、鸡血藤、龙眼肉、阿胶等。

（唐新. 上海中医药杂志. 1997 年第 8 期）

顾氏外科传人——擅治乳腺增生病的顾乃强

顾乃强（1938-），男，上海人。1963 年毕业于上海中医学院医疗系。近代名医顾筱岩嫡孙、顾伯华长子，顾氏外科第四代传人。秉承家传，悉心钻研，为弘

扬顾氏外科医术做出了贡献。在 1985 年全国中医外科学会成立大会上，顾乃强被推举为副主任委员；1989 年当选全国中医乳腺病专业委员会主任委员，并担任上海中医药学会常务理事、上海中医外科学会主任委员等职；1995 年评为上海市名中医；1996 年"顾氏乳腺增生病专科"被上海市卫生局确立为医疗特色专科。

一、学术思想和成就

顾氏出身疡医世家，学术奠基于《黄帝内经》《难经》，取法于《外科正宗》，结合临床融会贯通，不断发展。主要学术思想：形之于外，必根于内，整体治疗是疡证论治的核心；徒治其外而不治其内，是舍本求末。治疡之要贵在早，未成者必求其消，以消为贵，有防微杜渐，不失先治未乱之训。疮疡辨证，首重阴阳；病症错杂，若不详审，势必误诊。脾胃乃后天之本、气血生化之源，气血之变又是疮疡裹脓化毒之本，因此脾胃及气血盛衰与疮疡顺逆息息相关。疮疡之证，若脾胃未见衰败，尚有回生转机；一旦衰败，气血凝滞，毒不得发，有药难使。顾氏在乳房病的论治上亦有所创新。如提出，乳癖先治肝，气调癖自消；冲任病之本，治癖调冲任；癖由痰瘀凝，消癖重化瘀；水亏肝火升，火盛血离经等。这些学术观点是乳腺增生病的治则准绳。

顾氏从事中医外科临床 30 多年，撰写学术论文 40 余篇。其中《顾筱岩的学术思想和临床经验》《顾伯华治疗急性阑尾炎变症的经验》，分别被选送参加 1987 年、1991 年的世界传统医学国际学术会议。其主编的《外科名家顾筱岩学术经验集》《实用中医乳房病学》《乳病百问》等著作，分别荣获上海市中医药研究院科研成果三等奖和上海市卫生局科技进步奖三等奖。

为表彰顾氏在弘扬中医学方面所做出的贡献，1990 年上海市长宁区科学技术委员会授予顾乃强"长宁区首批科技人员拔尖人才"称号；1992 年获得国务院政府特殊津贴荣誉证书，享受政府特殊津贴。

二、经验方与医药

乳癖灵组方：淫羊藿 12g，鹿角 9g，制香附 9g，益母草 30g，山慈菇 9g，生山楂 15g。功效为补益肝肾，调摄冲任，理气活血。主治乳腺增生病、乳腺纤维瘤。

蔡某，女，38 岁。右乳房肿块经前胀痛已有年余，经期紊乱，月经色淡量少，经行淋漓不尽，头晕目糊，腰膝酸软，神疲乏力。苔薄质淡，脉濡细。证属肾气不足，冲任失调。治以温补肝肾，调摄冲任。方药：仙茅 9g，淫羊藿 12g，肉苁蓉 15g，当归 12g，白芍 12g，制香附 9g，鹿角 9g。

上方连续服用 3 个月，乳房结块和疼痛消失。继续用鹿角粉每日 3g，缓缓图治。随乳癖体征消失，经期紊乱及肝肾不足诸症消除。

按语：乳癖之症，虽见于外，实根于内。肾为五脏之本，肾气虚衰，上不能温煦乳络则乳房结块肿痛，下不能充实胞宫则月经失调；肾为腰之府，肾开窍于耳，肝开窍于目，肾虚则腰膝酸软，肝肾不足则耳鸣眼花。因此，论治乳癖抓住肾虚发病之本，重用温补肝肾、调摄冲任之品而获卓效。

（上海市卫生局. 上海中医药杂志. 1999 年第 9 期）

略论陈实功外治十法及其在临床中的应用

《外科正宗》是明代外科医家陈实功所著，是一部代表我国明代以前外科学成就的重要文献。陈氏外科既十分重视内治，更在外治法上精心钻研，丰富和独创了许多宝贵的外治法。本文将外治法经验汇集综合成陈氏外治十法，并结合笔者学习应用的临床体会加以评述。

一、切开法

本法是运用手术器械，对已成熟之脓肿，进行切开手术，使脓液排出，从而达到毒随脓泄，肿消痛止的目的。

《外科正宗·痈疽治法总论》说："脓既已成……必当验其生熟、浅深、上下而针之""所谓有脓即当针，脓孔宜顺下""肿高而软者，发于肌肉，脓熟用针只针四五分；肿下而坚者，发于筋脉，脓熟用针只针六七分；肿平肉色不变者，毒气附于骨也，脓熟用针必须入深寸许方得见脓""脓而不得外发者，以针钩向正面钩起顽肉，用刀剪当原顶剪开寸余，使脓管得通流，庶疮头无闭塞""气瘿，肿而绵软不痛者，血瘿，肿而肉垒成块者，顽毒结之日久，皮腐肉紫根硬，四边红丝缠绕者，以及结核之症渐大，渐痛渐腐者。以上四症，俱不可轻用针刀掘破，若妄用之，定然出血不止而立危"。

在切开法的具体应用上，陈氏对如何辨别脓的生熟，脓肿切开部位、切开的深浅、切开后的引流，以及切开法的适应证和禁忌证都做了详尽的阐述，现在临床上仍有很高的实用价值。

二、神灯火照法

本法是通过火照，使药气入内，火助药力，促使疮痈郁滞之气血得温而肿消疾散。

《外科正宗·痈疽治法总论》说："神灯火照三枝，用须在八九日之后，疮势已定，毒气已聚，未成脓腐之时，用此照之，已成者自高，未成者自消，不溃者自溃，不脱者自脱，亦且解毒活血，消肿散瘀之良法也。"

神灯火照法方：朱砂、雄黄、血竭、没药各二钱，麝香四分，共为细末，每用三分。红绵纸裹药搓捻，长七寸，麻油浸透备用。

用法：取神灯火照药条用火点着，离疮半寸许，自外而内，周围徐徐照之，火头向上，药气入内，毒气随火解散。初用三根，渐加至四五根，照后即敷药，疮口用薄贴。凡疮初起，形未聚，不宜用之过早，如已溃脓畅泄者也不必用此法。

陈氏循从气血得温则行、得寒则凝的理论，创制神灯火照法，用于疮痈欲消不消、欲脓不脓的病变阶段。此法用之未成者可消，已成者得脓毒泄。笔者应用红外线，热助药力，对乳腺炎迁延性肿块的消散吸收，与陈氏之神灯火照法有异曲同工的效用。现今应用电吹风热烘疗法治疗慢性湿疹和神经性皮炎，均渊源于本法。

三、药筒拔法

本法是应用宣散开泄的药物与竹筒若干同煎，乘热急合于疮上，借助药力和筒具，宣通气血，拔毒泄热，吸取脓液毒水，从而达到脓毒外泄，毒尽疮愈的目的。

《外科正宗·杂忌须知》载："煮拔筒方，治发背已成将溃时，脓毒不得外发，必致内攻，乃生烦躁，重如负石，非此法拔提，毒气难出也。"

用法：预用口径一寸二、任分新鲜嫩竹一段，长七寸，一头留节，用力划去外青，留内白一半，约厚一分许，靠节钻一小孔，以柳木条塞紧，将前药放入筒内，筒口用葱塞之，将筒横放锅内，以物压勿得浮起。用清水十大碗溶筒煮数滚，约内药浓熟为度。用时将筒药倒出，急用筒口乘热对疮合上，以手捺紧其筒，自然吸住，约待片时，药筒已温，拔去塞孔木条，其筒自脱，倒出筒中物，如有脓血相黏，鲜明红黄之色，亦有一二杯许，其病乃是活疮，治必终愈。如拔出物色纯是败血气秽，紫黑稀水，而无脓血相黏者，其病气血内败，肌肉不活，必是死疮，强治亦无功，如脓毒依然自溢不畅者，翌日可以再次吸拔，如此可连用数日。

陈氏既详尽地介绍了药筒拔法的操作用法，并凭借拔出的脓血色泽来推断预后生死。本法应用广泛，可用于对口、发背、臀痈、腿痈等已溃脓毒不得外发者，也可用于毒蛇虫兽咬伤，肿势扩散，毒水不出者。笔者近年来采用大口玻璃罐，替代药筒，对外吹乳痈深部后位脓肿，或乳汁郁滞分泌不畅者，拔吸脓毒，引流乳汁，也屡有效验。本法自然负压吸引，并借助药力，既可以减少挤压排脓的痛苦，又可防止脓肿挤压外伤而造成脓毒反流入血内攻的流弊。

四、神妙拔根法

本法即插药法，是应用具有解毒或腐蚀作用的药物制成药条插入疮内或瘤体里，使疮疡毒聚根束，脓毒外泄，其根自脱，或是起到瘤体囊壁腐蚀脱落，瘤体得到消除的一种外治法。

《外科正宗·脑疽论》说："治脑疽、发背阴症，初起不肿高，不热……十日以前用披针当顶插入知痛处方止，随用蟾酥条插至孔底，每日二条青盖。三日后，加添插药，其根高肿作疼，外用神灯照法，助阴为阳。插、照七日，其疮裂缝流脓，至十三日，其根自脱。"

《外科正宗·瘿瘤论》说："又一种粉瘤，红粉色，多生于耳项前后，亦有生于下体者，全是痰气凝结而成，宜铍针破去脂粉，以三品一条枪插入数次以净内膜自愈。"《外科正宗·瘿瘤治验》中载："一男子臀瘤五年，形如复瓢，按之隐隐黑色，此黑粉瘤也。以针破之，按出黑砂兼黑粉共约碗许，用三品一条枪插入患内十余日，每次捻出黑膜，其瘤渐消。"

插药法尚可用于疔疮、瘰疬、痔漏、窦道，拔根脱管也颇得效。近年来笔者将插药法衍化应用于手术后的腹部窦道、会阴部窦道，腐蚀化管，促使线头异物与慢性炎性组织分离，游离脱出，其根自脱，而痊愈收功者，已有不少成功的案例。

五、摘除法（取鼻痔秘法）

本法是用丝线系于鼻痔根上，然后绞紧，向下牵拉，拔除鼻痔的一种手术方法。

《外科正宗·鼻痔》载："鼻痔者，由肺气不清，风湿郁滞而成，鼻内瘜肉结如榴子，渐大下垂，闭塞孔窍，使气不得宣通。取鼻痔秘法，先用回香草散连吹二次，次用细铜箸二根，箸头钻一小孔，用丝线穿孔内，二箸相离五分许，以二箸头直入鼻痔根上，将箸线绞紧，向下一拔，其痔自然拔落，置水中观其大小，预用胎发烧灰同象牙末等分吹鼻内，其血自止，戒口不发。"

距今三百多年前，陈氏独具匠心，创制舆原肉摘除器，这种手术器械和操作原理，和现今鼻息肉摘除器十分相似，确是一大发明。

六、垫棉法

本法是应用绢帛棉垫覆盖于疮上，绷缚扎紧，借助加压的作用，使过大的溃疡空腔皮肤与新肉黏合，避免替代扩创植皮手术的一种外治法。

《外科正宗·绷缚背疮》载："至于发背、对口、大疮等疾，已溃流脓时，冬夏宜绢帛四、五层，放贴膏药，外再用绵布见方八寸四角，用蛇皮绷带泞之，安盖绢上，以带扎在前胸绷实疮上……"《外科正宗·痈疽内肉不合法》载："痈疽、对口、大疮内外腐肉已尽，惟结痂脓时，内肉不粘连者，用软绵帛七、八层放患上，以绢扎紧，将患处睡实数次，内外之肉自然粘连一片，如长生成之肉矣。有患口未完处，再搽玉红膏，其肉自平矣。"

陈氏首创之绷缚背疮法，现今称之垫棉压迫法，它的应用范围广泛，除应用于对口、发背之大疮，腐肉已尽疮口不歙者，现已推广应用到胸部、腹部、会阴部的各种空腔窦道，腋部、腘窝部慢性溃疡，传囊乳痈疮面缺损较大者，应用本法均有卓效。

七、结扎法

本法是以丝线或药制丝线缠扎痔核或各种头大蒂小之瘤体根部，从而阻断病变部气血的流通，达到使病变部坏死并与正常组织分离之目的。

1. 应用于脱疽截肢术

《外科正宗·脱疽论》载："夫脱疽者……治之得早，乘其未及延散时，用头发十余根缠患指本节尽处，绕扎十余转，渐渐紧之，毋得毒气攻延良肉，随用蟾酥饼，放原起粟米头上，加艾灸至肉枯疮死为度。次日本指尽黑，方用利刀寻至末节缝中，将患指徐顺取下……"

2. 应用于痔核结扎术

《外科正宗·痔疮论》载："诸痔及五瘿六瘤，凡蒂小而头面大者，宜用煮线方：芫花五钱、壁钱二钱，系其患根自效。用白色细扣线三钱，同上二味用水一碗盛贮小磁罐内，慢火煮至汤干为度，取线阴干，凡遇前患，用线一根，患大者二根，双扣系于根蒂，两头留线，日渐紧之，其患自然紫黑……轻者七日，重者十五日后必枯落，后用珍珠散收口至妙。"

3. 应用于枯筋疣（寻常疣结扎术）

《外科正宗·枯筋箭》载："枯筋箭……初起如赤豆大，枯点微高，日久破裂，趣出筋头，鬃松枯槁，多生于胸乳间，宜用丝线齐根系紧，七日后其患自落，以珍珠散掺之，其疮自收。"

结扎疗法虽早在宋代《太平圣惠方》中已有记载："用蜘蛛丝缠系痔不觉自落。"然陈氏继承古法，改革发展，在结扎法的应用范围上，不单用于结扎痔核，凡见蒂小头大之五瘿六瘤、枯筋箭，均可用结扎法。他触类旁通，将此法应用于脱疽截肢术，这是结扎术的又一发展。陈氏创制药浸丝线代替一般丝线，可以加速达到阻断气血，促使坏死组织脱离的效应。

八、火针法

本法是用形如细筷长六七寸之钢针，针头尖细而圆，针柄较粗，将针头烧红，灼烙脓肿，借用灼烙的作用从而达到脓肿溃破，代替开刀手术的一种外治法。

《外科正宗·瘰疬》载："火针法，治底窈、痰核，生于项间，初起坚硬，或如梅李，结聚不散，宜用此法针之……将针烧红，用手指将核捏起，用针当顶刺入四五分，核大者再针数孔亦妙。核内或痰、或血，随即流出，候尽，以膏盖之。次日针孔必渐作脓，轻者用黄线药插之，核坚硬者，用冰螄散糊打成条，晒干，插核针孔内，外以糊纸上重封固。次日，其核发肿作痛不妨，乃药气攻入于内。又至七日外，自然核外裂开大缝，再至七日，其核自落……"

火针疗法属外科传统有效的外治法之一，《灵枢》称之为"燔针"，《伤寒论》谓之"烧针"。火针法为历代外科的常用外治法，陈氏对火针法也十分推崇，并将火针法编成歌诀："火针之法独称雄，破核消痰立大功，灯草桐油相协力，当头一点破凡笼。"他形象且扼要地说明了火针法的作用和应用。火针法，适用于瘰疬、流痰、附骨疽、流注。火针疗法代替切开法，可以避免刀锋刺入损伤血管之虑。近代将火针法推广应用于乳痈、颈痈之脓肿排脓，也很有临床实用价值。

九、缠缚法

本法是用绷带缠缚患处和整个小腿，促使气血流畅，改善局部循环，促进小腿慢性溃疡愈合的一种治疗方法。

《外科正宗·臁疮论》载："乳香法纸……治臁疮作痛……先用温汤洗疮，临时随患大小剪纸多少，随将纸有药一面对疮贴之，绢扎三日一换，自然止痛生肌。如贴后内无水出，不必换贴自愈。"

陈氏所创乳香法纸敷贴臁疮疮面，具有活血止痛、润肤生肌作用。再以绢扎以利改善局部血液循环，去瘀生新，两者相辅相成，可以加速臁疮疮面的愈合。

陈氏指出臁疮换药非同一般疮疡，只需三日一换，如无水溢出更不必勤换。陈氏这些宝贵的临床经验，在臁疮外治上可以起到事半功倍的效应。当年陈氏所创的薄贴缠缚法，得到了后世的继承和发扬。

十、针砭法

本法俗称飞针，是用三棱针或披针之刀锋在疮疡患处浅刺皮肤，放出少量血液，促使内蕴热毒随血外泄的一种外治法。

《外科正宗·小儿赤游丹》载："针砭法，治小儿赤游丹毒，红赤焮肿，游走不定，须砭之，用铍针锋尖向患上，以乌木重箸在针上面击之，密砭去血多者为妙，血红者轻，紫者重，黑者死。砭毕温汤洗净……如意金黄散、水芭蕉根捣汁调敷。"

针砭法即现今之砭镰法，远在《山海经》中已有"高氏之山……其下多箴石"。郭璞注："砭针，治痈肿者。"砭针是最早的外治手术器械。陈氏博采古法，并对针砭法提出视出血之颜色推断预后，还在针砭后配合凉血解毒药外敷，使砭镰法得到了充实的发展。顾老家传应用砭镰法治疗红丝疔循经放血和下肢复发性丹毒密砭之，刺其皮而不伤其肉，放血泄毒，对退热消肿，往往可以起到立竿见影的效果。

外治法在外科治疗中占有十分重要的地位。《医学源流》说："外科之法，最重外治"，阐明了许多外科顽症，唯独外治，才能收功。陈氏熟悉刀圭之术，重视外治之法，在他丰富的临床实践中，积累了许多宝贵的外治经验。他在疮疡外治立论中提出，疮疡成脓之后，必须"开户逐贼"，脓管引流应予畅通，死骨腐肉更当剔除。这些外治经验均符合科学道理，具有指导临床实践的意义。更可贵的是他继承古法，勇于创新发明，创立了一整套行之有效的外治法，开人思路，启迪后学，为中医外科学的发展做出了重要贡献。

（顾乃强. 上海中医药杂志. 1984 年第 11 期）

内外合治多发性乳房脓肿的临床观察

多发性乳房脓肿，大多见于产后，属中医学"外吹乳痈"的一种并发症，称"囊乳痈"。本病是指在一个乳房多个象限形成脓肿，甚至双侧乳房发生多个脓肿，脓肿的形成期可以先后不一，因此须在脓肿成熟后多次切开引流，给患者带来较大痛苦，在治疗上也颇为棘手。天山中医医院自 1990 年 4 月至 1997 年 10 月共诊治多发性乳房脓肿 30 例，现就本病的防治进行分析讨论。

一、一般资料

本组 30 例。年龄 23～34 岁，平均 28.5 岁；发生在双侧乳房 3 例，病灶位于左侧乳房 18 例，右侧乳房 9 例；脓肿 96 个，患于外上象限 48 个，内上象限 12 个，外下象限 26 个，内下象限 10 个。全部病例均发生于初产，产后 1 周内发病 2 例，1～2 周内发病 5 例，2～3 周内发病 10 例，3～4 周内发病 8 例，4 周以上发病 5 例，产后最早发病仅 5 日，平均发病为产后 26.4 日；全部病例均有产后哺乳史，乳头有破碎皲裂者 21 例，婚前有乳腺增生病或经前乳房结块胀痛者 12 例；本病发病前有较明显情绪波动者 8 例，产后乳汁分泌不畅者 12 例，先天性乳头内缩者 8 例。

二、临床症状

入院时体温多在 38.5～40℃。血白细胞（13～25）×10^9/L，中性粒细胞 0.85～0.90。乳房脓肿切开引流后，发热持续不退或其他部位出现触痛性肿块均提示有多发性乳房脓肿发生的可能。本组 30 例均做乳汁或脓液细菌培养，其中金黄色葡萄球菌 16 例，白色葡萄球菌 8 例，大肠杆菌 2 例，链球菌 2 例，无细菌生长 2 例。入院时已形成乳房多发性脓肿者 14 例，入院后发生多发性乳房脓肿者 8 例，乳房脓肿切开引流手术后并发多发性乳房脓肿者 8 例，本组患者中脓肿最多者达 7 个。

三、治疗方法

1. 内治

多发性乳房脓肿，初期见有高热及乳房触痛性肿块，此阶段以乳汁郁滞为主，少量细菌通过破损的乳头侵入乳管但尚未形成脓肿，辨证属于风邪入络，乳络失宣。治宜祛风疏散，和营通络。常用橘叶散合瓜蒌牛蒡汤加减：柴胡 9g，苏梗 9g，荆芥 9g，防风 9g，全瓜蒌 12g，橘叶 6g，蒲公英 15g，王不留行 12g，鹿角霜 9g，当归 12g，赤芍 9g，益母草 15g，生甘草 5g。乳汁壅滞加漏芦 12g，路路通 9g；乳多蕴阻加生山楂 30g，生麦芽 30g；恶露血块加桃仁 12g，泽兰 12g。多发性乳房脓肿见持续高热，痛如鸡啄，脉洪数，已属消退无望的成脓期，治宜清热和营，托里排脓。常用瓜蒌牛蒡汤合透脓散加减：当归 12g，丹参 12g，赤芍 12g，连翘

15g，黄芩 12g，蒲公英 15g，柴胡 9g，全瓜蒌 15g，牛蒡子 12g，皂角刺 9g，炙山甲 12g，冬瓜子 30g，生甘草 5g。高热加生石膏 30g，生山栀 12g。大便燥结加生川大黄 9g，玄明粉 9g。脓肿溃后多见气血两虚、余毒未清，须防余毒复燃，传囊再起，治宜标本兼顾、益气和营、清热托毒。常用八珍汤合仙方活命饮加减：生黄芪 30g，当归 12g，党参 12g，炒白芍 12g，金银花 12g，蒲公英 15g，茯苓 12g，生薏苡仁 30g，皂角刺 9g，全瓜蒌 15g，陈皮 6g，生甘草 5g。若需断乳，可加生山楂、生麦芽各 30g；肿块余坚未消，加桃仁 12g，赤芍 12g。

2. 外治

多发性乳房脓肿初起，可在肿痛处敷贴金黄膏或玉露膏，掺以红灵丹，寒温并施，清热消肿，散结止痛，以求其消。脓肿形成，以熟为度，分别予以切开引流。由于脓腔部位较深，不能直接用刀刺达脓腔排脓，应选择脓腔低位处做放射形切开，用钝性血管钳插入切口抵达脓腔，然后顶破溃脓，脓腔溃口要用血管钳撑扩，但又不宜在腔内硬顶，不然会破伤囊隔而造成医源性的多发性乳房脓肿。切开引流后，脓腔内放置二宝丹药线引流，药线必须深达脓腔底部，端托乳房，保持引流通畅。药线引流时间要充分，一般需持续 10～14 日，过早闭合疮口，易引起原乳腺脓肿复发，甚或因残脓旁窜而发生新的乳腺脓肿。多发性乳房脓肿疮口的闭合，应先闭合上方的脓腔疮口，最后闭合低位疮口，疮口漏乳和袋脓是常见的并发症，也是换药处理的难点。凡疮口出现漏乳者，应及时回乳，局部宜采用垫棉压迫疮口，胸罩托高，端托乳房，是解决多发性乳房脓肿漏乳和袋脓的有效方法。

四、治疗结果

本组 30 例多发性乳房脓肿，全部治愈。疗程最短 18 日，最长 64 日，平均治愈时间 28.5 日。

五、体会

1. 多发性乳房脓肿病因的讨论

中医学认为本病是由乳头感受风邪而发病，风邪善行数变，为百病之长，其临床主症是局部突起肿块、胀痛，恶寒、发热均属于风邪感染的表现。

本病的发生尚有医源性因素，乳房脓肿过生或过熟切开引流可以造成传囊乳痈，也可因医者在乳房脓肿切开术中，手指或器械探查或扩大脓腔动作粗暴而造成乳管系统的隔膜损伤。

2. 多发性乳房脓肿的预防

凡有先天性乳头凹陷的产妇，哺乳后经常引起乳汁宿积在乳腺管中，此类产妇容易因乳痈并发多房性乳痈，因此宜及早回乳。

产后保持良好的精神情绪，保持乳头清洁，及时治疗乳头破损或皲裂，及时治疗产后便秘，多食含纤维素的食物、蔬菜或水果。在产后未满月阶段进食不能过于滋腻，并应多喝水，乳汁厚稠容易在乳腺管内蓄积而继发乳痈及并发症。

增强产后抵抗力，及时治疗产后盆腔感染，预防上呼吸道感染是预防本病发生的重要措施之一。

从中医经络学说而论，乳头属肝，乳房属胃，肝主疏泄，肝气的调达关系到产妇的乳汁分泌，产后每有情绪不稳定和大便秘结，这和中医肝郁气滞、胃热壅滞相吻合。产后剧烈情绪波动，不但影响乳汁分泌，而且也影响产妇的免疫功能，因此本病的发生与现代神经内分泌免疫功能失调直接相关。

多发性乳腺脓肿患者，多有乳腺增生病的病史，或存在先天性乳腺结构不良、乳管系统相沟通等。如本组患者中先天性乳头凹陷内缩者 8 例，说明内在的乳腺解剖结构异常也是本病发病的因素之一。

避免乳腺脓肿过生切开引流及手术操作动作的粗暴，以免损伤乳腺纤维隔而破坏乳腺组织的解剖结构，也是预防多发性乳腺脓肿的措施之一。

（顾乃强，唐新. 上海中医药杂志.1998 年第 9 期）

乳溢症分型论治经验

乳溢症是非哺乳期出现的乳汁自行溢出的乳汁分泌异常性疾患。本文就临床所见乳溢症的辨证分型，总结如下。

一、痰湿瘀滞型

治则：化痰除湿，活血通经。

方药：陈胆星、石菖蒲、姜竹茹各 9g，当归、桃仁、鬼箭羽、淮牛膝各 12g，生石决明、青龙齿、生山楂、生麦芽、益母草、白花蛇舌草各 30g。

二、肾阳虚损型

治则：温补肝肾，调摄冲任。

方药：二仙汤加减。药用仙茅、淫羊藿、制香附、芡实各 9g，当归、白芍、菟丝子、巴戟天、肉苁蓉各 12g，生山楂、益母草各 30g，五味子 4.5g，鹿角粉 3g（吞）。

加减：面黄少华加黄芪、黄精各 20g；气短少言加五味子 6g，柏子仁 13g；肢冷畏寒加淡干姜 8g，川桂枝 9g；大便溏薄加淮山药 12g，炒扁豆 12g，补骨脂 9g。

三、气血两虚型

治则：益气固摄，气血双补。

方药：归脾汤合补中益气汤加减。药用生黄芪、煅龙骨、煅牡蛎各 30g，全当归、淮山药、红枣各 15g，炒白术、炙升麻、淮小麦各 12g，生晒参 9g（另煎），五味子 6g，炙甘草 3g。

加减：乳汁清稀如水样加黄精 20g，何首乌 15g；头晕目糊加枸杞子 12g，潼蒺藜 12g；自汗不止加淮小麦 12g；便溏纳呆加淮山药 15g，炒扁豆 12g；闭经或月经稀少加益母草 30g，丹参 12g。

四、肝肾阴虚型

治则：滋阴降火，养阴清热。

方药：生地黄、熟地黄各 20g，炙龟板、玉米须、生山楂、白花蛇舌草各 30g，淮山药、知母各 12g，地骨皮 15g，山萸肉、泽泻各 9g，五味子 5g，生甘草 3g。

加减：腰膝酸软加杜仲 9g，菟丝子 12g；口干欲饮加天冬、麦冬各 12g，天花粉 12g；低热盗汗加炙鳖甲 30g，煅龙骨、煅牡蛎各 30g；虚烦失眠加夜交藤 30g，合欢皮 12g；心悸怔忡加酸枣仁、柏子仁各 12g。

五、热毒瘀滞型

方药：丹栀逍遥丸合桃仁四物汤加减。药用牡丹皮 9g，炒山栀 9g，柴胡 9g，白花蛇舌草 30g，苍术 12g，黄连 5g，全瓜蒌 15g，桃仁 12g，当归 12g，益母草 30g，泽兰 9g，半枝莲 15g，生甘草 3g，生山楂 50g，生麦芽 30g。

六、体会

（1）乳溢症在中医文献中称"乳泣"。《济阴纲目》中说："未产前，乳汁自出者，谓之乳泣。"乳溢症包括妊娠期、产后终止哺乳 1～2 年后及非哺乳期仍有乳汁溢出，甚至男子乳汁溢出等病理性乳汁分泌。

（2）本病的发生既可以由先天的肾气不足引发，也可以因后天肾气亏损，气血两亏而罹病。因此乳溢症的论治，必须循从脏腑、气血、阴阳辨证求因，审因论治。《外科冯氏锦囊秘录精义》归纳了乳汁自流不禁的原因有四：①胃气虚而不能敛摄津液；②气血大虚，气不卫外，血不荣里而为妄泄；③未产而乳汁自出；④产妇劳役、乳汁涌下。冯氏归纳乳溢症的病因，虽然其非全属现代所说的乳溢症，但均属于广义的乳汁分泌异常的范畴，他精辟地阐明了乳溢症的审因论治，对当今乳溢症的辨证论治具有现实指导意义。

（3）乳溢症的发病，究其病因，既可由垂体肿瘤引起，也可由非垂体肿瘤引起。先天卵巢、子宫发育不良或后天卵巢、子宫萎缩，产后大失血，甲状腺功能异常，肾上腺皮质功能异常，糖尿病等因素均可引发乳溢症。除了上述因素外，长期服用镇静药、避孕药等也可出现乳溢症。因此寻求本病的确切病因，才能正确地对症治疗，推断预后。

（4）乳溢症多由高泌乳素血症引起，若是由垂体肿瘤引起的乳溢症泌乳素一般均明显高于正常值，可以高达正常值的 4～5 倍，而非垂体肿瘤引起的乳溢症，泌乳素可以高于正常范围，也可在正常值之内，其产生乳溢是由于卵巢激素浓度低下，对视丘下部反馈机制作用减弱，而引起催乳素相对值增高，发生乳溢症。中药温补肾阳、调摄冲任可提高卵泡期雌激素分泌，从而增强对垂体的反馈抑制作用，而使乳溢症好转或治愈。

（5）生山楂和生麦芽对各型乳溢症均有降低泌乳素作用，其中对生理性的高泌乳素血症的泌乳素值降低作用尤为明显，如属垂体瘤器质性病变的闭经乳溢症的效果不是最理想。生麦芽和生山楂的回乳关键不在于生用或炒用，而与两者的用量差别有关，小量有消食开胃且有催乳作用，大量则耗气散血而具回乳作用。麦芽的回乳作用的现代药理机制是生麦芽中含有麦角类化合物，麦角能抑制催乳素的分泌。

（顾乃强，唐新. 上海中医药杂志. 1993 年第 11 期）

外科和营十法应用举隅

一、和营解毒法

本法属外科内治的"消"法范畴，凡疡证初起当首选本法。外科病证以阳性疮痈居多，痈者塞也。外感六淫之邪，气血壅塞，外邪化热壅聚而成。气血壅滞日久成瘀，瘀久又可化热，瘀热化毒而形成本证。现代实验研究表明，和营解毒法，可使药物容易渗透到感染病灶，提高血液的含氧量，加强抑菌和解毒作用。常用的药物有蒲公英、红藤、虎杖、白花蛇舌草、大黄等。常用的方剂有大黄牡丹汤、锦红片（顾伯华教授经验方）等。临床上，笔者以本法治疗阑尾脓肿，常获桴鼓之效。如笔者曾治王某，其因患阑尾脓肿收入院。右下腹触及 15cm×10cm 炎性肿块，高热，白细胞 $15.4×10^9$/L，舌红苔腻，脉滑数。辨证属瘀热型。治拟和营解毒：生地黄、紫花地丁、红藤、蒲公英、败酱草、牡丹皮、黄柏、川厚朴、生川大黄。服药 7 剂，脓肿局限，发热、疼痛均减轻。原方去生地黄、牡丹皮，加桃仁、泽兰、穿山甲等。治疗半个多月痊愈出院。

二、和营化痰法

外科体表肿瘤及一切有形可征的肿块，如甲状腺腺瘤、乳腺纤维瘤、迁延性炎性肿块等，辨证大多离不开痰瘀互结这一基本病机。现代实验研究证明，活血和营药物能改善局部的充血水肿，抑制组织内单胺氧化酶的活力，抑制胶原纤维的合成，而化痰散结药物多含碘，具有调节机体内分泌的功能。常用的方药有人参蟅虫丸、大黄蟅虫丸、桂枝茯苓丸等。笔者曾治陈某，其患左颈急性化脓性淋巴结炎，用大量抗生素后，身热肿痛虽退，但肿块渐趋坚硬，肿块面积达 3cm×4cm，表面光滑，质坚，疼痛不甚。治用和营化痰散结：当归、赤芍、三棱、莪术、泽兰、丹参、炙山甲、益母草、王不留行、牡蛎等。服药 2 周，肿块基本消退而愈。

三、和营利湿法

外科临床常见小腿肿胀或阴囊皮下水肿，按之如泥，皮肤光亮，晨轻暮重，小便不利等症，如阴囊鞘膜积液、下肢慢性复发性淋巴管炎、栓塞性静脉炎、动脉硬化性脉管炎等，病机多为脉络滞塞，水津聚而为湿，流注下肢。现代医学认为，当下肢肿胀、局部血液循环受阻时，不但抗生素不能有效地输布于局部，而且局部静脉郁滞，新鲜的含氧量高的动脉血也不能进入病灶，局部的抗病能力也相应低下。和营利湿可改善局部血液循环，使原来含氧量低的不参加血液循环的瘀血消除，新鲜血进入病灶，这对炎症的控制和疮口的愈合都是很有益的。如笔者曾治黄某，其下肢丹毒，每因劳累或站立过久而发病，有足癣史，发作频繁。

下肢焮热红肿胀痛，皮肤光亮，伴有寒战发热。以前每用大量抗生素后热退痛减，近因机体对抗生素逐渐产生耐药性而得效不显。中医辨证乃瘀滞湿阻互患。治拟活血和营，清热利湿：当归、生地黄、赤芍、牡丹皮、金银花、山栀、连翘、蒲公英、赤小豆、茯苓皮、川牛膝、益母草、制川大黄。经治疗热退肿消，治疗月余而未复发。

四、和营凉血法

临床上常见的寻常疣、扁平疣、传染性软疣、跖疣、尖锐湿疣等，病由邪热深入营血，煎熬而凝血瘀，营血遏阻不运，肌肤血燥，风毒搏之而成。凉血和营能使血热清而络脉宁，瘀血散则血归经。常用药物有生地黄、牡丹皮、赤芍、红花、大青叶、板蓝根、三棱、莪术、薏苡仁、蟾皮等。现代药理分析，中药大青叶、板蓝根、牡丹皮、红花等凉血活血药均有抑制和杀灭病毒的功效。笔者曾治陈某，患多发性寻常疣已有 7～8 年，遍布全身，大小疣体达 200 余枚，曾用局部电灼及西药抗病毒药治疗未效。治拟和营凉血：生地黄、牡丹皮、赤芍、红花、蒲公英、大青叶、板蓝根、干蟾皮、三棱、莪术、夏枯草等，内服外洗，外洗方中加入明矾。治疗 3 个多月，疣体全部脱落，未再复发而愈。

五、和营理气法

乳癖一证，包括乳腺小叶增生症和乳腺纤维瘤，是临床常见的乳房病，具有随七情喜怒消长而变化及与月经周期密切关联的特点。女子以肝为先天，肝为刚脏，体阴而用阳，肝主疏泄，宜条达，肝木过旺或不足均可影响气机的条达。因此，治疗乳癖的消块散结，活血和营方中必参用理气之品，临床每多选用川芎、郁金、延胡索、莪术、降香、乳香、没药等血中之气药，用香附、柴胡、沉香、青皮等气中之血药。对乳腺纤维瘤瘀结明显者，重用桃仁、鬼箭羽、三棱、莪术、益母草等化瘀散结。现代药理研究表明，和营药中加入理气药对不同器官的平滑肌都有舒缩调节作用，并能解痉止痛，排除胀气，改善血液循环。总之，理气药配合和营药治疗乳癖可以相得益彰。如笔者曾治刘某，其患乳腺增生 3～4 年，每次月经来临，乳房结块胀痛，伴有月经提前，婚后年余未孕，证属乳癖伴有不孕。辨证属于肝郁气滞，冲任失于条达。治拟疏肝理气，和营调经：柴胡、当归、川芎、白芍、青皮、陈皮、熟地黄、香附、延胡索、益母草、八月札、肉苁蓉、鹿角粉等。治疗 3 个月，乳癖消散并受孕。

六、和营祛风法

风湿性关节炎、类风湿关节炎、痛风性关节炎等病证均属于血瘀络痹的证候。临床治疗风湿痹证，遵循"治风先治血，血行风自灭"之理。凡病久入络，血瘀络痹，应用祛风散寒化湿之品中必重用和营化瘀和虫类搜风止痛。除了风湿痹痛，临床多见的带状疱疹后遗的残留神经痛，亦可取用和营搜风止痛而奏效。如笔者曾治章某，其患痛风性关节炎，右跖部肿胀焮红疼痛，晚间突然发病，初疑为丹毒，以抗生素治疗未效。血浆尿酸高达 535.5μmoL/L（9mg/dL）。中医辨证属风邪入于营血，治当养血和营、祛风止痛，药用苍术、赤芍、僵蚕、地龙、当归、桃仁、牛膝、附子、防己、羌活、独活、威灵仙、虎杖等，症情好转，复查血浆尿酸也降至 297.5μmoL/L（5mg/dL）以下。继续以药丸代之，巩固治疗。

七、和营温通法

外科临床上所见的阴寒之症，局部表现为肿块色白漫肿，皮肤麻木不仁，肢冷不温、趾端皮色紫暗。如流痰、血栓闭塞性脉管炎、冻疮等症，除了局部血瘀见症外，尚可见面色㿠白、唇紫、脉沉迟等症，证属脾肾阳衰。临床常以仙茅、淫羊藿、附子、肉桂、肉苁蓉、锁阳、鹿角等助阳药与丹参、川芎、桃仁、牛膝、当归等和营药相配合。实验证明：助阳药和活血药同用，不仅能加强血液循环，还有兴奋和强化机体内多系统的功能，对局部组织的抗炎能力有一定的效应。如笔者曾治季某，患下肢动脉硬化症，由于供血障碍引起间隙性跛行，稍走路则患肢腓肠肌麻木、疼痛、痉挛。证属阳气不足，不能布达四肢，营血不畅，寒邪客于经脉，内外搏结，气血凝滞，脉道闭塞。选用大剂活血化瘀通络之品合温经散寒：当归、川芎、熟地黄、桃仁、桂枝、牛膝、独活、附子、鹿角、益母草、三棱、莪术、地龙、三七粉、甘草。药后 1 周，疼痛消失，紫暗皮色亦见好转。

八、和营益气法

对口疽是外科临床上的重急之症，每多发于高年气虚患者。症见疮痈肿大且坚，平塌散漫，欲脓不脓，精神萎靡等，可并发内陷变证。因此，在治疮疡证使用和营活血药时，如见虚的见症必佐以黄芪、党参等益气之品，冀药后痈肿高突，肿块由坚转软，脓少转多，毒随脓泄，肿痛随减而获转机。在临床上用当归、赤芍、丹参、桃仁等和营活血药时佐以黄芪、党参、白术、黄精等益气扶正之品，两者相辅相成可获事半功倍之效。如笔者曾治林某，对口疽，疮大如覆碗，疮顶干枯，四周皮色紫暗，疮内脓出稀少，身热不扬，疼痛彻夜不寐，口干舌胖，脉弦细数。拟投益气和营托毒方药：黄芪、生晒参、当归、赤芍、白芍、金银花、连翘、桔梗、皂角刺、薏苡仁、竹叶、茯神、甘草。方中黄芪用量根据病情可用至 60g 以上。本案经治 2 月余，症情脱险，肿痛俱减而得愈。

九、和营开窍法

白癜风、斑秃是外科临床上难治的皮肤病，既有血虚不能滋养肌肤、毛发之本虚内因，又有瘀血阻于肌表、毛窍不能开之，偏实的病机，因此取用和营活血和开窍法相结合，治疗皮肤瘀血郁闭之证，确有很好的疗效。根据现代药理分析，活血开窍能兴奋呼吸中枢，促进脑血管血运和供氧，以及兴奋大脑皮质。如笔者曾治朱某，其患斑秃 4 年，巅顶发脱四五片，伴有舌淡、边紫，脉细无力带涩。前医投大量补益肝肾之品，效不显。患者证属瘀血阻络，毛窍郁闭。治拟和营开窍：当归、丹参、生香附、白蒺藜、生地黄、熟地黄、桃仁、石菖蒲、浮萍、川芎、黄芪、广郁金、鬼箭羽。治疗 4 个多月，新发渐生，虽小有反复，续巩固治疗而得痊愈。

十、和营养阴法

有些外科病证既有阴伤津亏的表现，又有痰瘀互结的见证，如颈淋巴结结核伴有潮热、盗汗，面部痤疮性囊肿伴有舌红阴亏等症。临床上常用生地黄、玄参、天花粉、赤芍、白芍、何首乌、石斛、鳖甲、地骨皮、功劳叶、益母草等药物辨证加减。从血液流变学角度来看，阴虚血瘀证患者的血液黏滞性较正常人和阳虚血瘀证患者为高；从免疫功能检测结果来看，细胞免疫功能低下，体液免疫功能亢进。在临床上对这类患者采用养阴活血化瘀方药后，全血黏度可明显降低，疗效比单纯使用活血化瘀显著。如笔者曾治陈某，其患痤疮性囊肿，皮肤垢腻，粉刺结块，舌红，脉弦小数，有慢性肝病史。中医辨证系肝阴不足，肺脾蕴热，瘀热内阻。治拟和营养阴：生地黄、玄参、石斛、寒水石、地骨皮、生山楂、枇杷叶、白花蛇舌草、蒲公英、益母草、制川大黄等。内服参合外洗，月余而得愈。

（顾乃强. 上海中医药杂志.1990 年第 12 期）

外科名医顾筱岩医案选

一、脑疽

姚先生，九月二十七日。偏对口自溃脓少，肿势散漫，焮热疼痛，脉象弦数，舌苔薄腻。证属太阳湿热蕴结，防毒内攻，急拟托里聚毒为治。请政。玉桔梗2.4g，炒僵蚕6g，生薏苡仁9g，忍冬藤9g，大贝母9g，炒蒺藜9g，炒赤芍4.5g，橘白24g，丝瓜络9g，生甘草1.2g。外用：外科蟾酥丸十粒磨敷。

按语：脑疽有偏脑疽、正脑疽之分。正脑疽生于后发际正中，乃督脉经所主。督脉纯阳，起于尾闾，上贯巅顶，挟毒上升，故易脓、易腐、易敛，多属顺证。偏脑疽生于项后发际两侧，是足太阳膀胱经所主，为太阳寒水司行之道，水性多沉，阳降阴凝，疮多平塌，难脓、难腐、难敛，多见逆证。先生尝云：脑疽无论正、偏，由外而得之者，多轻，从里而发出者，多重。从里发者，是五脏先有蕴结，或先有消渴证，或失血，肾督虚衰，后发脑疽，易成内陷。属实者，予清热、凉血、和营、托毒。忌过用寒凉，外敷药亦不宜凉，不然气血冰凝，毒邪不聚，脓毒郁滞不出，乃致阳证转阴，诸逆递减。属虚、属阴者，急以益气养阴托毒，或益气温阳托毒。如见脓水清稀，体倦神疲，不思饮食，胸闷呕恶，入药即吐者，可以食疗为主。嘱患者每日以小公鸡一只加笋尖炖汤食，意在扶助胃气，培补后天生化之本，俾气血充沛，化腐溃脓，载毒外泄。

此案偏对口属实、属阳，虽溃脓少，肿势散漫不聚，脉象弦数。数脉主热，弦脉主痛。舌苔黄腻，为湿热蕴结于太阳膀胱之脉。太阳为寒水，须防遏郁热毒，而致内攻，阳证转阴。急取仲景桔梗白散法，以桔梗、贝母祛痰、排脓、清热、解毒、散结。盖桔梗入肺，开宣肺气，肺为水之上源，肺气宣达，则水道通达，水湿之气下泄膀胱，太阳寒水得化，阴霾顿开。贝母得薏苡仁又有排脓散结之功，蒺藜共僵蚕能祛风散结，忍冬藤、丝瓜络、生甘草清热解毒、通络，配伍赤芍又能和营；橘白理气健脾，化湿和胃，而免香燥之弊。此方托毒不用穿山甲、皂角刺，而用桔梗开化太阳水湿，祛痰排脓，使脓畅即毒泄、肿聚、痛减。

本案外治，取外科蟾酥丸磨敷，该方出自《外科正宗》，由蟾酥、轻粉、枯矾、寒水石、铜绿、乳香、没药、胆矾、麝香、雄黄、蜗牛、朱砂修合而成。内服，每次3丸，有驱毒、发汗之功。外敷有化腐、散结之用。疽毒既溃，托之、提之可也。先生得民间验方，以大胡麻研末，拌饴糖，隔水蒸热，摊布上厚三四分，使略大于疮，中留气孔，趁热缚定，一日一更，2～4日内可聚毒，腐脓。大胡麻乃是亚麻之种子，甘温，有祛风润肠之功，既温且润。

如脓既熟，不溃，或溃而脓出不畅，或袋脓者，先生尝以十字或廿字切口，切开排脓，务求脓泄畅达。切开时并注意尽量保留皮角，以利脓毒净后，早日生肌长肉，愈合后瘢痕亦小。皆先生临证之心要也。

二、暑疖

宝宝，七月九日。头面热疖较减，暑毒未尽，夜则哜嘈，再以清暑解毒。金银花 6g，炒赤芍 4.5g，扁豆衣 4.5g，大连翘 6g，赤茯苓 9g，丝瓜络 4.5g，香青蒿 4.5g，生薏苡仁 9g，炒蒺藜 6g，六一散 9g（荷叶包）。外用：千槌膏。

按语：盖小儿为稚阳之体，暑夏炎热，日光暴晒，汗泄不畅，暑湿热邪，郁而不得发泄，蕴结而成暑疖。

暑疖虽为小疡，但若处理不当，可以转变成蝼蛄疖，如遇碰撞、挤压尚可转成余毒流注等重证。先生经验，暑疖为阳证、实证，内治重在清暑透邪，用荷叶、青蒿、藿香、佩叶、扁豆衣等，伍以金银花、连翘等，功能清热解毒，清暑利湿，流通畅达，有防微杜渐之效。

如发于先天不足，卫阳不固，汗出如蒸，俗称"蒸笼头"。先生常从其体表虚出发，在上方中伍"玉屏风散"，固表、清暑，邪正兼顾，相得益彰。

俗话说：疖无大小，出脓便好。可是先生认为疖证的出脓大有学问。其一，出脓，必待自熟。瓜熟蒂落，熟一只，开一只。生切，非但增加痛苦，并易损伤血络，造成变证。其二，疖顶变尖是脓熟的特征。其三，切开宜浅不宜深，只需浮皮切，令脓自溢，术后不宜硬挤，切开过深，每伤血络，致使暑毒进入血络，发生变证。其四，术后虽脓畅，必须以药线引流1～2日，否则疮口闭合，每致闭门留寇，久而死灰复燃，脓肿再起。

验方千槌膏，用治疔、疖肿，可聚毒，可咬头，每剪一角，贴疮上，一日一换，数日之后多可脓熟穿溃，或可免刀针之苦。

三、囊痈

黄世兄，七月十八日。阴囊复肿，焮热疼痛，良由又受外寒，湿热下注，脉来弦数，舌苔薄腻，证属囊痈，勿轻视之。荔枝核 6g（打），大腹皮 4.5g，小青皮 2.4g，橘核 6g，川楝子 4.5g，泽泻 4.5g，生薏苡仁 9g，川方通（通草）3g，丝瓜络 9g。另加：三层茴香丸*4.5g（包煎）。

按语：囊痈之证，囊皮红肿，焮热疼痛，阴囊肿硬板滞。阴囊为足厥阴肝经之所络。本病内由肝郁疏泄失司、气郁化火而发，外因肝肾湿热下注而成，故当标本同治，选用川楝子、小青皮、橘核、荔枝核、三层茴香丸等疏理肝气治其本，俾气得疏泄，郁火自散；用薏苡仁、川木通以清利肝肾湿热。囊痈更不宜过早使用苦寒清凉之品，苦寒可致囊痈肿块瘀滞硬结，经久不散。

囊痈之凶险者，名曰脱壳囊痈。对此先生有丰富的临床经验。脱壳囊痈由肝火湿热下注染毒所致，多发于老弱之体。起发急骤，皮色暗红，皮肤湿裂，2～3日后便迅速黑腐溃烂，血样污水夹脓，继而腐肉大片脱落，囊底很快腐脱。睾丸外露如悬，其状十分险恶，先生采取正邪兼顾、内外同治，以龙胆草、黄柏、山栀子、萆薢、金银花清肝利湿解毒以逐其邪，以黄芪、升麻、生地黄、玄参益气养阴、扶助正气。当整个囊皮脱尽，睾丸外露，以青黛散、桑皮纸兜布提托包扎，仰卧静养。囊脱重险之证，只要睾丸未损，经先生治者，多愈。

四、太阳疔

周太太，三月十九日。太阳疔已溃无脓，不痒不痛，赤肿无定，恐其毒散，急拟托里聚毒为治，请政。忍冬藤 9g，野菊花 4.5g，紫花地丁 9g，炒赤芍 4.5g，苍耳子 4.5g，半枝莲 4.5g，制僵蚕 4.5g，大连翘 9g，丝瓜络 9g，生甘草 1.2g。外用：外科蟾酥丸 10 粒磨效。上方随病出入续服数剂而愈。

按语：太阳疔又名钉脑疔，为颜面疔疮中重证之一，生于太阳穴及眼角边，太阳穴为少阳经循行之地，肝胆相为表里，证由肝火上升，五脏蕴毒而生。

先生认为疔疮始起或痒，或麻木，凡由痒而起者，为毒未聚，容易走散，至为凶险，须防走黄。

先生治疗，多从《外科正宗》的七星剑与五味消毒饮化裁制方。盖金银花、忍冬藤、野菊花为治疗之圣药；连翘清上焦诸热，解疔疮毒；紫花地丁入心、肝两经，凉血解毒，清热消肿；合半枝莲清解疔毒，力专功宏。颜面疔疮，易动风者，用野菊花、草河车伍僵蚕，又有入肝经、息肝风之功。先生云，独不用麻黄者，缘其虽有发表之神功，终归是辛温之性，以辛温治火毒，难免助张之虞。疔疮大症，欲散风邪，不如用僵蚕，以其性咸平，能入心、肝、脾、肺，既可祛风

---

*三层茴香丸（《六科准绳》）由川楝子、荜茇、木香、槟榔、茯苓、附子、北沙参、大茴香组成。功效温导阳气，渐退寒邪。治寒疝、囊痈。

邪，又有清热化痰散结之功。即遇疔陷欲举者，亦不如用苍耳。苍耳虽云性温，但温性、表散不及麻黄，而上巅通窍，达表散结之功却为麻黄所不及。每遇疔毒不举者，先生常用之。

（顾乃强, 潘群, 杨军. 上海中医药杂志. 1985 年第 10 期）

著名老中医顾伯华治疗急性阑尾炎变证的经验

十多年来，家父顾伯华运用复方大黄牡丹汤及创制锦红片，治疗急性阑尾炎取得了较好的疗效，同时对本病变证的治疗积累了丰富的经验。本文重点介绍家父治疗急性阑尾炎常见并发症中的四大变证——弥漫性腹膜炎、阑尾脓肿、盆腔脓肿和中毒性休克的经验。他总结出"通""润""辨""变"四个治疗原则，现总结如下。

一、病在六腑，以通为用

急性阑尾炎属中医学"肠痈"的范畴。《素问·五藏别论》曰："六府者，传化物而不藏，故实而不能满也。"它的特点是"以通为用"。因此，对各型急性阑尾炎患者的整个治疗过程，均以通里攻下为治疗原则。绝大多数患者服用芒硝、大黄通下之品后，症状和体征随泻下而得缓解。家父在通法的运用中体会到：芒硝、大黄的剂量不必过大，药后得利即止。如剂量过大，致泻下次数过多，将有伤正气。特别是对阑尾炎疑变穿孔，或阑尾脓肿尚未局限者，通里攻下药更要酌情慎用，否则易致炎症扩散而诱发穿孔。但当阑尾穿孔合并腹膜炎，出现心下硬满、手不可近、便秘无矢气的阳明腑实证时，通里攻下宜重用、早用。除了重用芒硝、大黄外，尚可加用甘遂末，最大用量达 2.4g，经胃管注入，同时用大承气汤灌肠滴注，双管齐下，可以起到釜底抽薪、急下存阴的作用，有助于麻痹性肠梗阻的解除。而梗阻的解除不仅有利于中药的吸收以充分发挥药效，更有利于炎症的控制，有利于纠正水、电解质平衡的失调。由此可见，应用通里攻下法治疗阑尾炎变证时，必须分别情况，辨证运用。

本病虽以里热实证居多，但因寒实或气血虚弱亦可致痈，所以对通下药物的选用，不能局限于芒硝、大黄寒下，温、清、补、消法亦能治痈。

如因寒积而得者，必须采用温则使通的治则。

病案：钱某因急性阑尾炎入院。服用生大黄 24g，但未达到通下，腹痛也未缓解。经家父辨证分析，患者苔腻质淡，脉象沉伏，询其平素喜食冷饮，饮冷过多，脾阳损伤，食滞停留肠胃，以致上焦不行，下脘不通，此时非巴豆峻利不能开其闭。所以在红藤、蒲公英、败酱草、冬瓜子、生薏苡仁、木香、枳实、川楝子、玄明粉、生大黄的方药中加用巴豆五厘，协同大黄荡涤下实。此为三物备急丸加减，随即得下痛减。此外，家父对高年血虚肠燥患者，常加用瓜蒌、麻仁之类，取其润滑缓下；对气机阻滞者，佐以木香、川楝子行气使通；对痰浊食滞者，配合莱菔子、冬瓜子消导使通……通法含义甚广，上逆者使之下行，中结者使之旁达，是通也；调气以和血，调血以和气，亦通也；虚者助之使通，寒者温之使通……总之，通法众多。家父对通法善于辨证应用，故在临床上每获良效。

二、察舌辨津，润燥通腑

《灵枢·经脉》中称："小肠主液，大肠主津。"津液的变化可以通过舌象的变化反映于外。因此，舌诊在急腹症的辨证中更显示出重要性。家父在治疗肠痈中十分重视舌象的变化，根据他多年的经验：①肠痈患者在治疗过程中，虽然体温未退但苔腻渐化，是病情好转的先兆。②苔腻不化，且由腻转垢转糙，或转焦黑，是病情还在继续发展，要防生变端。尤其是年老体弱、机体反应差、病史不典型的患者，其阑尾动脉往往硬化，有血供少、蠕动差的特点，因此容易发生早期坏死而并发穿孔，而临床体征的表现又往往轻于实际病理变化的程度，因此通过观察舌象来推断预后，并及时改变治疗措施，可以减少穿孔并发症。③自觉症状虽有好转，但腻苔未净，表示余毒未清，尚有复燃转化的可能，须继续治疗。④舌质转红起刺表示热邪炽盛，津液已伤；若舌质由红转绛，或见瘀斑，往往提示阑尾炎因血运障碍有并发穿孔致腹膜炎的可能。以上经验说明，在中西医结合非手术治疗急性阑尾炎的全过程中，除须严密观察患者的腹部体征外，还应密切注意患者的舌象变化。

徐某，男，46岁。入院时为转移性腹痛伴发热，白细胞 18.7×10^9/L，中性粒细胞 0.88，拟诊为急性阑尾炎。入院后用通里攻下，清热化湿之剂，药后仅泻燥屎数枚，利而不畅，腹痛减而未除，体温持续不退。家父辨证：患者素有肝病史，苔虽黄腻，舌质红且中剥，属于阴亏之体，热邪伤阴，津液耗损，以致水不济火，身热不退，无水之舟燥难下。于是在红藤、蒲公英、黄连、川厚朴、枳实、木香、大黄、芒硝的基础上加生地黄、玄参、麦冬等养阴增液之品，以配合芒硝、大黄泻热通便。服药 2 剂后，腑得畅利，腹痛遂减，体温亦退。家父对苔腻而舌质红、湿热伴有津伤之本虚标实的患者，往往采用增液通腑之法，选用增液承气汤加减，以攻下祛其邪，养阴顾其正，注意一个"润"字，达到润而不燥、泻而不伤阴，在治疗肠痈的变证中收到了较好的效果。

三、瘀热相搏，治当辨证

阑尾脓肿的发生乃由气血失和，气滞血瘀，瘀久化热，瘀毒互结而成。家父认为，"瘀"是本证病理的基本矛盾，根据"血行则气散，气散则痛自消；得温则行，得寒则凝"的理论，提出治疗阑尾脓肿的方法是活血化瘀，破瘀散结。该法用之得当，可以促使脓肿吸收，包块消散；用之不当，则可诱发阑尾脓肿穿孔，导致炎症扩散。因此家父又提出对本证必须分清是瘀结还是瘀热，两者的治则、方药、预后、转归均有很大的差别，必须仔细辨证。瘀结型相当于阑尾包块，肿块形成早，全身症状轻，腹块呈条索状，舌象常见紫暗瘀斑，脉多细涩，及早重用活血破瘀散结之品，有利于包块的消散。瘀热型相当于阑尾脓肿，较包块的形成迟，全身症状重，腹块常有波动感，舌质红，脉多弦数。本型患者除了需要注意内动外静，防止脓肿扩散外，在采用凉血活血的同时，须配合清热解毒。待热退痛减，脓肿局限后，即减少清热凉血之品，重用活血破瘀药，以防寒凝之弊。

王某，男，58 岁。1976 年 3 月 24 日初诊。患者转移性右下腹痛 1 周，伴有高热、恶心。检查：右下腹触及约 8cm×10cm 大小之炎性肿块，压痛及反跳痛明显，体温 39℃，白细胞 $14.5×10^9$/L，中性粒细胞 0.9。拟诊为阑尾脓肿。苔腻舌红，脉滑数。证属瘀热型。治以凉血解毒，通腑泄热。方药：大生地 15g，紫花地丁、红藤、蒲公英、败酱草各 30g，黄连 4.5g，牡丹皮、生大黄（后下）、川厚朴各 9g。

治疗 7 日后身热退，阑尾脓性肿块显著缩小，质转硬，苔腻渐化，脉数转濡。病象提示本证由瘀热转向瘀结，家父即于上方中去生地黄、牡丹皮、紫花地丁等清热凉血之品，加桃仁、泽兰、红花、穿山甲等破瘀散结之品。药后包块很快吸收消散，仅住院 12 日即告痊愈出院。

四、正邪消长，处常应变

急性阑尾炎的辨证，虽以里、热、实证居多，但病情转归有顺有逆，临床表现常寒热参见，虚实夹杂。所以在治疗方法上也不能定型立方，千篇一律，必须根据正邪偏胜，阴阳转化，以及病情的变化，随时改变治则方药。阑尾穿孔并发弥漫性腹膜炎导致感染性休克，在临床上除出现热、痛、胀、吐、闭等症外，尚可见到神志昏糊、四肢厥冷、面㿠自汗、脉细无力等症，这些热深、厥深的临床证象与内陷证候颇为相似。内陷之证是由疮疡正不胜邪，毒不外泄反陷入里，客于营血，内传脏腑而引起的危险证候。家父根据中医理论，辨证分为火陷与虚陷。前者属于本虚标实，临床上常见高热神昏，肢冷自汗，血压下降，舌红绛，苔黄腻，脉象滑数等热深厥深征象，此为阳气被毒邪暴遏，治宜清营解毒，通腑开窍，治标为主。后者常见身热不扬，肢冷脉伏，自汗淋沥，血压下降的症状，此属阳气欲绝，阴阳离决之象，治当回阳救逆，治本为先。还必须指出，治疗感染性中毒性休克，分清虚实固然重要，但于临床往往虚实夹杂并见，故治疗应该正邪兼顾。家父常说："证有顺有逆，法有常有变，处常应变，治病求本。"

胡某，女。1978 年 8 月 14 日初诊。高热腹痛 3 日，伴恶心、呕吐。入院时体温 40℃，血压 80/60mmHg，脉率 160 次/分，神志昏糊，全腹触痛拒按，肌抵抗（＋），反跳痛（＋），白细胞 $30.4×10^9$/L。苔黄糙腻，脉弦细数。拟诊阑尾穿孔、弥漫性腹膜炎伴感染性休克。家父根据中医辨证，认为是毒入营血、正虚邪实的内陷变证。予抗感染、抗休克、纠正水电解质紊乱的同时，采用邪正兼顾，标本同治。方药：红藤、蒲公英各 30g，黄连 4.5g，金银花 15g，石菖蒲、生大黄（后下）各 9g 等清热通腑、凉血开窍，以祛邪治标；另用朝鲜参 10g，淡附子 10g，龙骨、牡蛎各 30g 扶助正气。

急性阑尾炎变证盆腔脓肿，有下腹拒按、发热口干、腹泻黏便、里急后重、小便牵扯痛等症状，直肠指检有触痛性包块，舌苔黄腻，脉象滑数。中医辨证属湿热下注。治以清热、解毒、化湿为主。但如出现泻痢无度、身热下降、精神萎顿、肢冷自汗等寒热参见、虚实夹杂的证候，家父则以清热化湿合温运健脾为治，将炮姜、党参、白术、附子等药参于清热化湿之品中，温凉并用取得了较好的疗效。

家父在治疗阑尾炎各种变证的过程中，还十分重视患者的胃气和津液的变化，及时地采取相应的治则。在正邪消长中处常应变，从复杂的病理变化中抓住疾病的本质，这正是家父治疗急腹症一贯的指导思想。

（顾乃强. 上海中医药杂志. 1982 年第 1 期）

中药配合耳穴贴压治疗乳腺增生 163 例临床观察

乳腺增生属中医学"乳癖"的范畴，是临床最常见的乳腺疾病。2010 年《中国乳腺疾病调查报告》显示：在无症状女性人群中，各种乳腺疾病患者达到 52.4%，此发病数大大高于女性其他慢性常见病而占首位，其中仅患乳腺增生的妇女数就高达 49.7%。乳腺增生可发生于青春期到绝经期的任何年龄，但以 25～50 岁多见，以 35～45 岁为发病高峰。近年来，中医药治疗乳腺增生的方法不断完善，我们运用中药配合耳穴贴压治疗乳腺增生取得了较好疗效，报道如下。

一、临床资料

1. 一般资料

163 例研究病例均为 2014 年 3 月至 2015 年 3 月上海中医药大学附属龙华医院天山分院中医外科及乳腺病门诊诊断为乳腺增生的女性患者，年龄 21～50 岁，平均（36.05±7.41）岁；病程 3 个月至 10 年，平均（3.65±2.47）年；肝郁气滞型 58 例，冲任失调型 54 例，痰瘀凝结型 51 例。

2. 诊断标准

参照 2002 年中华中医外科学会乳腺病专业委员会第八次会议通过的乳腺增生诊断标准：①乳房有不同程度的胀痛、刺痛或隐痛，可放射至腋下、肩背部，可与月经、情绪变化有相关性，连续 3 个月或间断疼痛 3～6 个月不缓解；②一侧或两侧乳房发生单个或多个大小不等、形态多样的肿块，肿块可分散于整个乳房，与周围组织界限不清，与皮肤或深部组织不粘连，推之可动，可有触痛，可随情绪及月经周期的变化而消长，部分患者乳头可有溢液或瘙痒；③经 B 超、红外线扫描或钼靶拍摄等辅助检查确诊。

3. 辨证分型标准

参照 2002 年中华中医外科学会乳腺病专业委员会第八次会议通过的乳腺增生病辨证分型标准，共分为三型：①肝郁气滞型，多见于青壮年妇女，乳房肿块随喜怒消长，伴有胸闷胁胀，善郁易怒，失眠多梦，心烦口苦，舌苔薄黄，脉弦滑；②冲任失调型，多见于中年妇女，乳房肿块月经前加重，经后缓减，伴有腰酸乏力，神疲倦怠，月经失调，量少色淡，或经闭，舌淡，苔白，脉沉细；③痰瘀凝结型，肿块明显，呈结节状，质地较硬，伴有疼痛或月经不通、痛经，舌暗红，苔薄腻，脉弦滑。

4. 纳入标准

①符合诊断标准；②病程超过 3 个月；③年龄在 18～50 岁的女性，月经周期（28±7）日；④近 1 个月来未使用治疗乳腺增生的中、西药物，半年来未使用激素类制剂；⑤知情同意，自愿配合治疗，能定期随访。

5. 排除标准

①合并乳腺肿瘤、乳腺炎及其他有手术指征的乳腺疾病患者；②合并有心脑血管、肝脏、肾脏、造血系统等严重原发性疾病，或影响其生存的严重疾病者；

③妊娠期、哺乳期妇女，或近 3 个月有怀孕计划者；④过敏体质，或已知对治疗药物处方组成成分过敏者。

二、方法

1. 治疗方法

163 例乳腺增生患者根据证型分别予以不同中药内服，并配合相同的耳穴贴压治疗。

（1）中药治疗：根据患者的不同证型分别给予顾氏经验方乳癖灵 1、2、3 号方。①肝郁气滞者给予乳癖灵 1 号方，药物组成：柴胡 9g，制香附 9g，陈皮 6g，白术 9g，茯苓 9g，当归 9g，白芍 12g，川芎 9g。②冲任失调者给予乳癖灵 2 号方，药物组成：柴胡 9g，白芍 12g，当归 9g，鹿角片 9g，淫羊藿 12g，仙茅 9g，制香附 9g，巴戟天 9g。③痰瘀凝结者给予乳癖灵 3 号方，药物组成：柴胡 9g，当归 9g，白芍 12g，桃仁 9g，益母草 9g，三棱 9g，莪术 9g，海藻 15g。服药方法：水煎服，每日 1 剂。月经干净后 1～3 日内开始服药，连续服用 3 个月，月经期停止服药。

（2）耳穴贴压治疗：王不留行耳贴由上海泰成科技发展有限公司生产，直径约 1.5mm。取穴：肝、肾、乳腺、神门、内分泌、皮质下。操作步骤：用 75%乙醇常规清洁后，将耳贴贴置于相应的穴位，每日按压 4 次，每次每穴 30s，连续治疗 5 日，休息 2 日后继续治疗，共治疗 3 个月。

2. 统计学方法

所有数据采用 SPSS 17.0 统计软件进行统计学分析，计量资料以 $\bar{x} \pm s$ 表示，符合方差齐性、正态分布采用方差检验，计数资料采用 x^2 检验。取 $\alpha = 0.05$ 为检验水准。

三、观察指标与疗效标准

1. 观察指标

（1）乳房疼痛变化：观察比较治疗前后患者的疼痛程度及持续时间。疼痛程度采用视觉模拟评分（VAS）法进行评定：0 分为无痛；3 分以下为有轻微疼痛，能忍受；4～6 分为疼痛并影响睡眠，尚能忍受；7～10 分为有渐强烈的疼痛，疼痛难忍，影响食欲和睡眠。疼痛持续时间为两次月经周期之间乳房疼痛的时间，以"日"计算。

（2）乳房肿块变化：观察比较治疗前后患者乳房肿块大小。肿块以 cm 为单位，取最大肿块直径的测量值。

2. 疗效标准

参照《上海市中医病证诊疗常规》（第 2 版）中乳癖（相当于乳腺增生）的疗效标准制订。治愈：乳房肿块与疼痛消失；好转：乳房肿块缩小，疼痛减轻或消失；未愈：乳房肿块及疼痛无变化。总有效率＝（治愈例数＋好转例数）/总例数×100%。

四、结果

1. 临床疗效

163 例患者中治愈 49 例，好转 106 例，未愈 8 例，总有效率为 95.1%。三种证型组间比较，肝郁气滞型与冲任失调型的总有效率均高于痰瘀凝结型，差异有统计学意义（$P<0.05$）；肝郁气滞型与冲任失调型的总有效率比较，差异无统计学意义（$P>0.05$），见表 1。

表 1　三种证型的临床疗效比较

证型	n	治愈（例）	好转（例）	未愈（例）	总有效率（%）
肝郁气滞型	58	21	35	2	96.6[*]
冲任失调型	54	18	34	2	96.3[*]
痰瘀凝结型	51	10	37	4	92.2
合计	163	49	106	8	95.1

*与痰瘀凝结型比较，$P<0.05$。

2. 乳房疼痛变化

治疗前所有患者的 VAS 平均评分为（6.8±1.6）分，治疗后平均为（3.6±1.4）分，治疗后 VAS 评分明显降低，差异有统计学意义（$P<0.01$）。治疗前所有患者的疼痛平均时间为（7.3±2.2）日，治疗后平均为（3.1±1.8）日，治疗后乳房疼痛时间明显缩短，差异有统计学意义（$P<0.01$）。

3. 乳房肿块变化

治疗前所有患者的肿块最大直径平均为（1.6±0.9）cm，治疗后平均为（1.2±0.5）cm，治疗前后肿块大小差异有统计学意义（$P<0.05$）。

五、讨论

乳腺增生是女性常见病，属于中医学"乳癖"的范畴，明代陈实功言："乳癖乃乳中结核，形如丸卵，或坠重作痛，或不痛，皮色不变，其核随喜怒而消长。"《丹溪心法》云："乳房，阳明所经；乳头，厥阴所属。"历代医家多将本病的发生责之于肝，认为其与情志内伤、忧思恼怒有关，故多以疏肝解郁法治之。随着对乳癖病因病机研究的不断深入，一些医家认识到肾气不足、冲任失调为乳癖发病之本，肝气郁结、痰凝血瘀为发病之标。

名老中医顾乃强根据其父顾伯华多年诊治乳腺增生的临床经验，创立了"乳癖灵方"，该方以调摄冲任为治疗大法，标本兼顾。乳癖灵1、2、3号方分别治疗肝郁气滞型、冲任失调型和痰瘀凝结型乳腺增生。三方皆以柴胡为君，当归、白芍养血和血。乳癖1号方疏肝活血，方中柴胡、制香附、陈皮疏肝理气，当归、川芎养血活血；乳癖灵2号方补肾温阳，方中淫羊藿、鹿角片、仙茅、巴戟天温补肝肾、调摄冲任；乳癖灵3号方化痰软坚、活血散结，方中桃仁、益母草、三棱、莪术活血化瘀，海藻化痰软坚。研究发现，乳癖灵对乳腺增生患者黄体期血液激素失调具有一定的调整作用，主要表现为对催乳素及睾酮值的调整。

乳腺增生以乳房内肿块和乳房疼痛为主要临床表现，是一种非炎症、非肿瘤的良性乳腺组织增生性疾病。目前，除拮抗激素外，西医尚无有效的治疗药物，而中医药治疗乳腺增生具有独特的优势和特色，疗效确切，不良反应小。耳穴治疗乳腺增生已有几千年的历史，内脏的病变可以在相对应的耳穴上反映出来，通过耳穴刺激，经过经络腧穴系统的传导，起到疏通经络的作用。耳穴治疗操作简便，临床应用较多。《灵枢·口问》云："耳者，宗脉之所聚也。"肝穴、肾穴疏肝益肾，乳腺为相应部位取穴，神门穴安神止痛，内分泌、皮质下可调节人体内分泌。在中药内服的同时配合耳穴贴压治疗，有规律地刺激肝、肾、神门、乳腺、内分泌、皮质下等耳穴，可通过腧穴经络系统调理冲任、补益肾气，达治本之功，获得良好疗效。

（唐新，朱滢. 山东中医杂志. 2016年第35卷第6期）

乳癖灵配合耳穴治疗冲任失调型乳腺增生病的临床方案研究*

乳腺增生病属中医学"乳癖"的范畴，是中青年妇女的常见病、多发病，其

* 该论文为2014～2016年长宁区科委课题项目。

发病率居乳腺疾病首位，占 60%～70%[1]，近年来本病的发生有年轻化的趋势，多见于 20～50 岁的女性，尤以 30～50 岁居多。由于工作紧张，压力大，多数乳腺增生病患者还伴随月经不调、腰酸耳鸣、失眠等肝肾不足，冲任失调的症状，中年及中年后的妇女更多见[1]，其乳房肿块和疼痛的症状时时困扰着患者，影响工作和生活。近年来我们运用顾氏验方乳癖灵配合耳穴治疗冲任失调型乳腺增生病，临床疗效满意，现报道如下。

一、资料与方法

（一）病例选择

1. 诊断标准

参照 2002 年中华中医外科学会乳腺病专业委员会第八次会议通过的《乳腺增生病诊断标准》制订如下标准。

（1）症状与体征

1）乳房有不同程度的胀痛、刺痛或隐痛，可放射至腋下、肩背部，可与月经、情绪变化有相关性，连续 3 个月或间断疼痛 3～6 个月不缓解。

2）一侧或两侧乳房发生单个或多个大小不等、形态多样的肿块，肿块可分散于整个乳房，与周围组织界限不清，与皮肤或深部组织不粘连，推之可动，可有触痛，可随情绪及月经周期的变化而消长，部分患者乳头可有溢液或瘙痒。

（2）排除标准：排除初潮前小儿乳房发育症、男性乳房发育症及乳房良恶性肿瘤。

（3）辅助检查：结合临床条件进行相应辅助检查（钼靶 X 线摄片、B 超、乳腺纤维导管镜、穿刺细胞或组织学检查）。

2. 中医证候诊断标准

参照 2002 年中华中医外科学会乳腺病专业委员会第八次会议通过的《乳腺增生病诊断标准》中"冲任失调证"的诊断标准制订如下标准。

临床表现为乳房肿块月经前加重，经后缓减，伴有腰酸乏力，神疲倦怠，月经先后失调，量少色淡，或经闭，舌淡，苔白，脉沉细。

主症：①乳房疼痛；②乳房肿块，两者可与月经、情绪变化有相关性。

次症：①腰膝酸软；②头晕；③耳鸣；④神疲倦怠；⑤胸胁胀满；⑥失眠多梦；⑦月经失调。

舌象：舌质淡，苔薄白。

脉象：沉细。

以上主症必备，同时具备次症两项或以上，结合舌脉象即可。

3. 纳入标准

①符合乳腺增生病诊断标准；②病程超过 3 个月者；③年龄范围在 18～50 岁的女性，月经周期（28±7）日；④近 1 月以来未使用治疗乳腺增生病的中西药物，半年以来未使用激素类制剂；⑤知情同意，自愿配合治疗，定期随访。

4. 排除标准

①合并乳腺肿瘤、乳腺炎及其他有手术指征的乳腺疾病患者；②合并有心脑血管、肝脏、肾脏、造血系统等严重原发性疾病，或影响其生存的严重疾病；③妊娠期、哺乳期妇女，或近 3 个月有怀孕计划者；④过敏体质，或已知对研究药物处方组成成分过敏者。

（二）一般资料

200 例病例均为 2013 年 4 月至 2016 年 3 月于天山中医医院乳腺病门诊诊断为冲任失调型"乳腺增生病"的患者，均为女性。年龄 20～50 岁，平均年龄（42.05±6.53）岁；病程 3 个月至 10 年，平均病程（2.82±1.39）年。

（三）治疗方法

200 例冲任失调型乳腺增生病患者，随机分为治疗组和对照组，治疗组为乳癖灵配合耳穴组，对照组为乳癖灵组，每组 100 例。

1. 治疗组

（1）乳癖灵 2 号方

1）来源：中医外科名老中医顾伯华经验方。

2）主要成分：淫羊藿 9g，鹿角片 9g，制香附 9g，柴胡 9g，当归 9g，白芍 9g，益母草 15g。

3）加减：乳房胀痛明显者，加延胡索、川楝子、八月札；肿块质地较硬者，加生牡蛎、石见穿、山慈菇。

4）服药方法：水煎服，每日 2 次。于月经干净后 1～3 日内开始服药，连续服药 3 个疗程，1 个疗程为期 1 个月，月经期停药。

（2）耳穴贴压

1）来源：王不留行耳贴由上海泰成科技发展有限公司生产，直径约 1.5mm。

2）取穴：肝、肾、乳腺、神门、内分泌、皮质下。

3）操作方法：用75%乙醇常规清洁后，将耳贴贴置于相应的穴位，每日按压4次，每次每穴30s，连续治疗5日，休息2日后继续治疗。

2. 对照组

乳癖灵，用法、用量与治疗组相同。

（四）观察项目与方法

1. 观察项目

（1）一般体检项目：用药前（经期前7日内）和用药结束后各记录1次。

（2）重要体征（体温、呼吸、心率、血压等）：用药前（经期前7日内）、用药期间每个访视点（经期前7日内）及用药结束后各记录1次。

（3）临床症状、体征：用药前（经期前7日内）、用药期间（整个试验用药共3个月经周期）的每个月经周期的经期前7日内观察记录1次，以及用药结束后观察记录1次。

（4）乳房疼痛持续天数：用药前、用药期间的每个月经周期观察记录1次。

（5）特殊检查项目：乳房B超，用药前及用药结束后各检测1次。

（6）药物可能出现的不良反应观测：随时记录。

2. 临床症状体征积分变化情况　观察治疗前后两组的症状体征变化，记录症状体征分级量化积分表，比较两组临床疗效。

（1）主症：具体见表2。

表2　主症积分变化情况

项目	0分	3分	6分	9分
乳房疼痛	无明显疼痛	轻度疼痛，重按之有痛感，不影响工作、生活	经常疼痛，轻按之有痛感，尚可忍受，对工作、生活略有影响	疼痛明显，较难忍受，不按即痛，对工作、生活有较大影响
肿块质地	无肿块	质软如正常腺体	质韧(如鼻尖)	质硬韧(如额)
肿块分布范围	无肿块	肿块分布范围局限于1～2个乳房象限	肿块分布范围为3～4个乳房象限	肿块分布范围为5个及5个以上乳房象限
肿块大小	无肿块	肿块最大直径<2.0cm	肿块最大直径2.0～4.0cm	肿块最大直径>4.0cm

（2）次症：具体见表3。

表3　次症积分变化情况

项目	0分	1分
烦躁抑郁	无	有
腰膝乏力	无	有
耳鸣	无	有
心烦口苦	无	有
胸胁胀满	无	有
失眠多梦	无	有
月经失调	无	有

3. 疗效评定

（1）乳房疼痛、乳房肿块疗效：乳房疼痛为疼痛和触痛的积分和，乳房肿块为质地、分布规范及大小的积分和。

1）临床痊愈：治疗后症状消失。

2）显效：治疗后症状未完全消失，但症状积分较治疗前降低≥70%。

3）有效：治疗后症状积分较治疗前降低≥30%，且＜70%。

4）无效：治疗后症状积分较治疗前降低＜30%或增加。

（2）乳房疼痛持续时间：按计量资料进行比较。

（3）中医证候疗效：疗效指数(n)=(治疗前总积分－治疗后总积分)/治疗前总积分×100%。

1）临床痊愈：症状与体征积分值降低≥90%。

2）显效：症状与体征积分值降低≥70%，且＜90%。

3）有效：症状与体征积分值降低≥30%，且＜70%。

4）无效：症状与体征积分值降低＜30%。

（4）综合疗效

1）临床痊愈：乳房肿块、乳房疼痛消失。

2）显效：乳房疼痛明显减轻或消失，乳房肿块最大直径缩小＞1/2。

3）有效：①乳房疼痛减轻或消失，乳房肿块最大直径缩小≤1/2；②乳房肿块最大直径缩小＞1/2，乳房疼痛不减轻。

4）无效：①肿块不缩小，或反而增大；②乳房疼痛未减轻或反而加重，乳房肿块最大直径缩小≤1/2；③单纯乳痛缓解，而肿块不缩小。

（五）统计学方法

所有数据采用 SPSS 16.0 统计软件进行统计学分析，计数资料采用 x^2 检验，计量资料以 $\bar{x} \pm s$ 表示，符合方差齐性、正态分布采用方差分析。$P<0.05$ 表示差异有统计学意义。

二、结果

（一）乳房疼痛变化情况

治疗后两组乳房疼痛均有改善，有效率无明显差异（$P>0.05$），见表4。治疗前两组乳房疼痛持续时间无明显差异（$P>0.05$）。治疗后两组的乳房疼痛时间均较治疗前缩短（$P<0.05$）。治疗后治疗组的乳房疼痛时间短于对照组，差异具有统计学意义（$P<0.05$），见表5。

表 4　乳房疼痛疗效

组别	n	痊愈	显效	有效	无效	有效率（%）
治疗组	100	48	33	19	0	100
对照组	100	45	29	26	0	100

表 5　乳房疼痛持续时间（$\bar{x} \pm s$）

组别	n	治疗前(日)	治疗后(日)
治疗组	100	8.26±2.17	4.59±2.04
对照组	100	8.03±2.04	5.11±2.23

（二）乳房肿块变化情况

治疗后两组的肿块积分均较治疗前明显下降，但治疗后两组的肿块积分差异无统计学意义（$P>0.05$），见表6。治疗后两组乳房肿块的有效率差异无统计学意义（$P>0.05$），见表7。

表 6　乳房肿块积分变化（$\bar{x} \pm s$）

组别	n	治疗前(分)	治疗后(分)
治疗组	100	10.87±3.89	6.64±3.18
对照组	100	11.24±4.05	6.72±3.41

表 7　乳房肿块疗效

组别	n	痊愈	显效	有效	无效	有效率（%）
治疗组	100	18	31	42	9	91
对照组	100	16	29	45	10	90

（三）临床症状体征总积分变化情况

治疗前两组症状体征总积分差异无统计学意义（$P>0.05$）。治疗后两组的症状体征总积分均较治疗前明显下降（$P<0.05$）。治疗后治疗组的症状体征总积分低于对照组，差异具有统计学意义（$P<0.05$），见表 8。两组中医证候疗效有效率均为100%，但治疗组痊愈和显效病例多于对照组（$P<0.05$），见表 9。

表 8　两组症状体征总积分变化情况比较（$\bar{x} \pm s$）

组别	n	治疗前（分）	治疗后（分）
治疗组	100	22.12±8.25	6.84±3.37
对照组	100	21.87±7.96	8.53±3.41

表 9　证候疗效

组别	n	痊愈	显效	有效	无效	有效率（%）
治疗组	100	33	30	37	0	100
对照组	100	29	26	45	0	100

（四）综合疗效

治疗组与对照组的总有效率分别为97%、94%，治疗组的有效率高于对照组，疗效优于对照组，差异具有统计学意义（$P<0.05$），见表 10。

表 10　两组综合疗效比较

组别	n	痊愈	显效	有效	无效	总有效率（%）
治疗组	100	29	36	33	3	97
对照组	100	25	29	40	6	94

讨论：乳房为足厥阴肝经的循行部位，历代医家多以"肝"论治。顾氏外科

是我国著名的中医世家，形成了以乳腺病等具有特色和优势的中医外科学术体系，确立了它在中医外科学术界的领军地位。以顾伯华为代表的学术流派对乳癖的病因提出冲任失调为本的学术观点，认为乳癖之症与冲任两脉关系密切，乳癖虽发于外，实根于内，肾为五脏之本、元气之根，肾气不足，冲任失调是乳癖发病之本，在治疗上以调摄冲任为主要治则[2]。余听鸿《外证医案汇编》曰："乳中结核，虽云肝病，其病在肾。"乳癖伴有月经不调乃后天肾气虚衰，不能温濡冲任，下不能充实胞宫，上不能滋养乳房所致。顾乃强是上海名中医，根据其父顾伯华老先生的经验，遵循治本的原则，创制了乳癖灵方，以淫羊藿、鹿角片为主药，温补肝肾，调摄冲任；柴胡、制香附、益母草疏肝理气，活血化瘀；当归、白芍养血和血。全方标本同治，充分体现了中医辨证论治的优势。有研究显示乳癖灵对乳腺增生病患者黄体期血液激素失调有一定的调整作用，主要表现为对催乳素及睾酮值的调整[3]。

耳穴治疗作为一种外治手法具有悠久的历史，《理瀹骈文》曰："外治之理亦即内治之理"，和内治法一样均是以中医整体观念和辨证论治思想为指导的。《灵枢·口问》曰："耳者，宗脉之所聚也。"《内经》曰："肾开窍于耳。"耳穴与脏腑经络关系密切，内脏的病变可以在相应的耳穴上有所体现。作为一种辅助治疗手段，有规律地刺激肝、肾、乳腺、神门、内分泌、皮质下等穴位，可以通过腧穴-经络系统的传导，对相应的脏腑病变起到一定的治疗作用，疏通经络、活血化瘀以治标；补益肝肾、调摄冲任以治本。有研究显示，耳穴结合中药治疗乳腺增生病远期疗效可靠，随着随访时间的增长，远期疗效逐渐增高，复发率逐渐降低[4]。

中医治疗乳腺增生病方法众多，百家争鸣，百花齐放，有中药内服、穴位敷贴、针灸治疗、耳针治疗、中药离子导入等，我们运用有效的经典方配合简便、安全的传统耳穴贴压治疗，体现了中医内外合治的优势。通过临床观察显示，乳癖灵配合耳穴的治疗组疗效明显优于对照组乳癖灵组（$P<0.05$），对于肿块和疼痛的改善有明显作用。观察中发现患者月经不调的症状虽有所好转，但未显示出良好的结果，可能与治疗和观察的时间较短有关，月经不调的调整和改善需要更长的时间来治疗和观察。围更年期和更年期患者的月经紊乱属于自然现象，主要以改善乳房肿块、疼痛及伴随症状为主要目的。我们通过观察还发现冲任失调患者有很多伴有失眠的症状。现代医学认为，失眠最常见的原因是精神紧张、兴奋、焦虑、抑郁等精神因素所致[5]，此与中医情志所伤是失眠致病的主要原因相一致[6]，长期失眠影响人体的身心健康，造成人体阴阳失衡，对内分泌也同样产生不良的影响，不利于乳腺增生病的康复和稳定，通过观察发现乳癖灵配合耳穴治疗组的失眠症状得到了明显的改善，体现了中医内外合治、标本兼顾、整体治疗的优势，

也为患者提供了疗效确切，简便易行的临床治疗方案。

参 考 文 献

[1] 唐汉钧. 乳腺增生病辨证论治述要[J].上海中医药杂志，2007,41（6）:49-50

[2] 顾伯华. 实用中医外科学[M].上海：上海科学技术出版社,1985

[3] 唐新，陈文浩. 乳癖灵治疗乳腺增生病的临床研究[J].上海中医药杂志,2000, 34（7）: 78-79

[4] 刘锦霞，马兰花. 耳穴结合中药治疗乳腺增生病远期疗效观察[J].山东中医杂志, 2003,（4）: 218-219

[5] 王莹. 抑郁症相关睡眠障碍的研究进展[J].四川精神卫生, 2010, 23(3): 188-191

[6] 戴珍. 从肝论治失眠症经验[J].河北中医, 2010, 32(9): 1344-1345

（唐新，朱滢，薛亮. 湖南中医药大学学报. 2017 年 11 期）

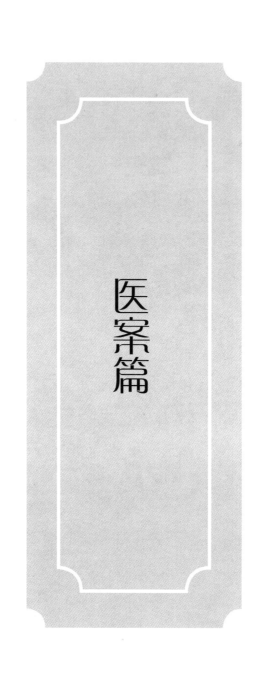

医案篇

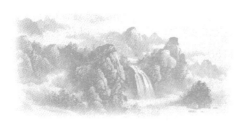

湿 疹

案. 张某，男，45 岁。

【初诊】 1988 年 9 月 6 日。

现病史： 患者有湿疹病史，时轻时剧，瘙痒，搔破流黄水。经某医院治疗好转。前日因饮酒后又复发作，初起两小腿作痒，皮色微红，搔破后流黄水，日渐加重。瘙痒，夜不能安睡。胸部、两上肢亦有散在丘疹、水疱、糜烂。因服西药效果不佳，故来天山中医医院治疗。检查：四肢伸侧、胸部皮肤潮红，有散发或集簇粟粒大红色丘疹，间有水疱，部分糜烂，渗出液较多色黄，尤以两小腿为著。

舌脉： 舌边尖红，苔黄腻，脉弦滑。

辨证： 湿热内蕴，风邪外袭，发于肌肤。

治则： 祛风清热，解毒利湿。

方药： 荆芥 10g，黄芩 10g，金银花 15g，连翘 15g，赤芍 10g，牡丹皮 10g，白鲜皮 15g，茯苓皮 15g，苦参 10g，豨莶草 15g，地肤子 10g，六一散 15g（包）。水煎服。

上方加减治疗 1 月余而收功。

【按】 本案患者为慢性湿疹急性发作。湿热为患而湿重于热，故利湿之药多于清热之品。方用荆芥、豨莶草、地肤子、苦参、白鲜皮、茯苓皮、六一散祛风利湿，使湿从小便排出；金银花、连翘、黄芩清热解毒，散热于无形；牡丹皮、赤芍凉血活血。湿热消退，则湿疹渐愈。

湿疹是一种过敏性疾病，是皮肤科常见病、多发病之一。病因较复杂，常与人的体质或神经系统功能障碍有关。临床表现为剧烈瘙痒，易复发。中医学认为，本病多由风湿热邪引发，祛风清热利湿为其治疗大法。

急性湿疹热重于湿，症见皮肤潮红，焮热，作痒，出水，溲黄，便干，苔多黄腻，脉多滑数。故用清热凉血燥湿之法。可用苦寒清热、解毒燥湿之品，如黄芩、黄柏、苦参、白鲜皮。损泛全身，瘙痒明显，多与风邪有关，故佐以祛风之品，如荆芥、防风、桑叶、菊花、豨莶草等。慢性湿疹多为湿重于热，湿热郁于肌肤，耗血生燥，使气血运行不利，而致皮肤粗糙、角化、肥厚。故治疗当以养血活血配伍茯苓、泽泻、赤豆、薏苡仁之类清利湿热。后期佐以健脾益气之品，如党参、白术、山药之类，以扶其正，杜绝生湿之源，减少湿疹复发。

红斑性肢痛症

案. 陆某，男，58岁。

【初诊】 1990年5月30日。

现病史： 自1989年1月份开始，两足跟腱呈针刺样疼痛，逐渐发展到两足底，局部皮色紫红，温度显著升高，灼热作痛，入夜尤甚，活动及站立时疼痛加重。冷水浸泡，疼痛可得缓解2h，又复作痛。以后两踝及膝部出现结节性红斑，时隐时现，灼热作痛。经上海某医院皮肤科诊断为"红斑性肢痛症"。曾用中西药治疗无效而来天山中医医院寻求中医治疗。

舌脉： 舌苔黄，脉弦细数。

辨证： 湿热下注，气血凝滞，脉络不和。

治则： 活血化瘀，清热利湿通络。

方药： 当归、丹参、牡丹皮、赤芍、白芍、牛膝各10g，赤小豆、忍冬藤、天仙藤、络石藤、伸筋草、茯苓皮、冬瓜皮各15g。水煎服。

【复诊】 1990年11月14日。

上方加减治疗半年，两足肿势已消，红斑退尽，皮色如常，疼痛亦止，步履便利。

【按】 本案患者皮色紫红，结节红斑，痛如针刺样，固定不移，此乃瘀血之症。由于湿热下注足部，瘀血凝滞，经络阻隔，"不通则痛"。方用当归、赤芍、白芍、牡丹皮、丹参、牛膝活血化瘀以通络脉；忍冬藤、天仙藤、络石藤、伸筋草通络，以舒筋止痛；茯苓皮、冬瓜皮、赤小豆淡渗利湿，通利水道。湿热去，瘀血化，经络通，疼痛止而愈。本病与血栓闭塞性脉管炎均有疼痛一症，前者为血管扩张，足背动脉搏动增强，用冷水浸泡则痛减；后者为血管阻塞，足背动脉搏动减弱或消失，故得温热则舒。两者皆为"瘀血凝滞，经络阻隔"，故都可用活血化瘀法治疗，此为异病同治。

Behcet 综合征

案. 郑某，女，31 岁。

【初诊】 1990 年 4 月 10 日。

现病史：1990 年 2 月 21 日出现发热（38.7～39℃），关节酸痛，继之口腔黏膜、外阴部发生溃疡作痛，2 月 27 日入天山中医医院中医外科病房，诊断为 Behcet 综合征。血液检查：红细胞沉降率 100mm/h，白蛋白电泳 α_2 9.8%，白蛋白电泳 γ 28%，血清黏蛋白 6.7mg/L。经过 1 个月的治疗，症情好转后出院。不久又复发作，口腔黏膜又生溃疡，午后低热，神疲乏力，口干而渴。

舌脉：舌边尖红，苔薄，脉弦细。

辨证：肝肾阴虚，虚火上炎，脾胃湿热循经上熏。

治则：养阴清热利湿。

方药：大生地 15g，麦冬 10g，淮山药 10g，朱茯苓 10g，生石膏 15g，知母 10g，牛膝 10g，竹叶 19g，元参 10g，谷芽、麦芽各 10g，杭甘菊 6g，代赭石 30g，鲜芦根 1 支（去节）。水煎服。

【二诊】 1990 年 4 月 17 日。

服上方 7 剂，诸症均减，口腔溃疡渐瘥。再以上方加减治疗 2 个月而愈。随访至今未见复发。

【按】 本案患者以口腔溃疡为主，表现为虚火与湿热交织上炎为患。故用养阴清热利湿法。药用山药、朱茯苓健脾益气、利湿安神；生地黄、元参、麦冬、菊花、竹叶、知母养阴清热；石膏、芦根清泻脾胃湿热；代赭石平肝潜阳；牛膝引药下行。阴液复则虚火退，脾运健则湿乃去，热退湿化，则病向愈。

带 状 疱 疹

案. 林某，男，80 岁。

【初诊】 1991 年 2 月 19 日。

现病史：患者 7 日前自觉右侧头痛，继而起发小疹，上至头角，下至耳后，疼痛如针刺，夜不安寐，心烦口干，故来天山中医医院治疗。检查：右侧头顶开始，下至锁骨上部，皮损为集簇性绿豆大小水疱，基底潮红，排列呈带状，各群之间皮肤正常，间有丘疹、血痂。右颈部淋巴结肿大如蚕豆，压痛明显。

舌脉：舌尖红，苔薄黄，脉弦数。

辨证：心肝火毒蕴结，透发肌肤。

治则：泻火解毒，平肝镇静。

方药：黄连 3g，黄芩 10g，甘中黄 6g（包），广犀角粉 3g（吞服），牡丹皮 10g，生地黄 12g，赤芍 10g，蒲公英 15g，紫花地丁 15g，野菊花 6g，灵磁石 30g，珍珠母 30g，代赭石 30g。

【二诊】 1991 年 2 月 23 日。

经服上方 4 剂，小水疱逐渐消退，局部疼痛大减，已能安睡。继以上方加减服 16 剂而愈。本案为一高龄患者，局部疼痛剧烈。从心肝论治，泻火解毒与平肝镇静并重。药用黄连、黄芩、甘中黄合犀角地黄汤清泻心肝火毒，凉血化瘀；蒲公英、紫花地丁、野菊花清热解毒；灵磁石、珍珠母、代赭石平肝潜阳，重镇止痛。火毒清，肝阳平，收到皮损消退、疼痛解除之效。

【按】 现代医学认为带状疱疹多由病毒感染引起。目前，对本病遗留神经痛尚无较满意疗法。本病相当于中医学的"蛇丹""蛇串疮""缠腰火丹"。历代医家多认为本病因肝胆湿热内蕴，外发肌肤而成。常用龙胆泻肝汤加减。本病多发于胁肋部，胁肋乃肝胆之分野，肝在志为怒，主风易动，肝胆内寄相火。若肝胆火盛，湿热蕴结，发于肌肤则成缠腰火丹，故与肝有关。本病还常发于面部，皮损潮红焮热，热痛剧烈，全身伴有心烦口干，溲黄便干，苔黄舌尖红，脉多弦数，顾老认为此与心有关。《素问·至真要大论》云："诸痛痒疮，皆属于心。"意思是多种疼痛、瘙痒、疮疡多与心有关。心属于火而主血脉，火性炎上。如心火亢盛，热伏营血，透发肌表而成火丹，故与心关系密切。因此顾老治疗带状疱疹，从心肝论治，常用泻火解毒、平肝镇静法。泻火解毒——泻心肝之火毒——治本，常用犀角地黄汤、黄连解毒汤加减。平肝镇静——止痛——治标，标本兼施，收效显著。根据临床体会，老年人患本病，遗留神经痛者较多见，甚至有的长达半年不愈。年龄越大，神经痛越剧烈（可能与气血有关）。

乳 腺 癌

案 1. 黄某，女，36 岁。

【初诊】 1991 年 6 月 15 日。

现病史：两乳房结块经前胀痛已有 3～4 年，外院中西医当作"小叶增生"论治。现慕名前来就诊。经顾老检查，患者双侧乳房外上象限虽可扪及片状增生乳腺组织，但在左乳外上象限可触及一质坚有棱角肿块，推之可动，皮核有粘连，肿块大小为 0.8cm×0.8cm×1cm。由于肿块位置较高，在外上象限近乳腺尾部，不易置于摄片中，因此做 B 超检查，证实为肿块。在顾老的规劝下，患者同意做肿块病理活检，结果提示为乳腺癌。后做根治手术，腋下淋巴均未见转移。术后 8 次化疗，并坚持服用顾老的益气养阴、活血散结中药（黄芪、太子参、女贞子、旱莲草、当归、白芍、鹿角片、白花蛇舌草、山慈菇、香附、牡蛎等）。迄今随访 4 年余，正常生活和工作，未见转移和复发。

本案患者 30 余岁，是乳腺增生病的高发年龄，虽有典型的乳腺增生病的体征，但一侧乳房出现孤立性质坚、皮核相亲的肿块，肿块虽还不到 1cm×1cm×1cm，顾老还是认真触诊，不为乳腺增生病的体征所惑，及时建议做病理活检，从而使乳腺癌得以早期诊断、早期治疗，并获临床痊愈。因此顾老重视临床触诊，抓住"皮核相亲"的特征，值得临床重视。

【按】　顾老重视触诊，紧扣"皮核相亲"特征，中医"四诊"（即望、闻、问、切）是正确辨证论治的基础，随着各种现代科学辅助检查技术的相继出现，临床医师过分依赖辅助检查，忽视临床触诊的现象每多存在。而顾老十分重视乳房的临床触诊，认为乳房肿块不论大小，凡肿块坚实，表面高凸不平，有"皮核相亲"特征，即使辅助检查阴性者，仍须认真对待，不得贻误，应尽早做病理活检，争取明确诊断。

案 2. 余某，女，72 岁。

【初诊】　1989 年 7 月 8 日。

现病史：患乳房肿块已近 2 年，近半年来肿块逐渐增大，且有牵痛引及腋下。经顾老检查，左乳外上象限可扪及胡桃大小肿块，约 2cm×3cm×2cm，要求患者及早手术治疗。经术后病理检查为单纯癌，根治术中发现已有一枚淋巴结转移癌。术后化疗 8 次，持续服用疏肝理气、养血柔肝中药（柴胡、青皮、陈皮、香附、八月札、当归、白芍、乌药、枳壳、山慈菇、白花蛇舌草等），同时注重心理调摄，保持乐观情绪。迄今随访 12 年，生活正常，未见转移和复发。

根据有关实验表明，乳腺癌的转移与凝血机制有一定关系，高凝状态的血液理化性状，有助于癌细胞着床和种植，也会增加癌转移的趋势。高凝状态的血液与中医学"血瘀"相关，根据"气为血帅"的理论，气滞是形成血瘀证的重要病理机制，理气有助于瘀血消散，因此顾老对早期单纯性乳癌重用疏肝理气、解郁化痰，发挥了抗乳腺癌转移的作用；同时注重心理调摄，起到了调节机体免疫状态的疗效，从而使本案患者的生存期得到延续。

【按】　《外科正宗》曰："忧郁伤肝，思虑伤脾，积想在心，所愿不得者，致经络痞涩，聚结成核。"通过长期临床实践与总结，顾老提出乳癌由无形之气郁与有形之痰浊相互交凝，经络痞涩，日积月累，结滞乳中而成。因此治疗上他十分注重疏肝理气、解郁化痰，常用药有柴胡、青皮、香附、八月札、枳壳、乌药、茯苓、远志等；同时十分强调心理调摄，两者结合对延长乳腺癌患者的生存期和提高生活质量有重要意义。

案3. 阮某，女，40岁。

【初诊】 1989年5月20日。

现病史： 1988年底右乳肿块2周余，肿块迅速增大，疼痛，皮肤充血，右外上象限肿块大小为6cm×4cm，肿块质地韧硬，肿块与皮肤粘连，肿块表面皮肤水肿，局部轻度触痛，曾做钼靶摄片，提示右乳炎性包块。入院后予抗生素及中药治疗，肿块不见缩小，皮肤转暗红。拟诊断为右乳炎性乳腺癌可能，即做右乳肿块切除，病理切片证实为右乳炎性乳腺癌，进一步做乳腺癌根治术，腋下淋巴均有癌转移。术后虽用化疗，但仅半年，右乳切口周围发生皮肤转移结节，上肢肿胀，患侧胸壁皮肤广泛触痛，即重用清热解毒，佐以化痰散结中药（柴胡、当归、生地黄、赤芍、白花蛇舌草、鹿含草、益母草、山慈菇、夏枯草、半枝莲、蒲公英、生甘草等）治疗，药后局部疼痛减轻，病情得到控制。后因肺部转移，呼吸衰竭而死亡。

炎性乳腺癌的恶性程度是乳腺癌中之最，手术、放疗、化疗疗效均不佳，中医辨证其与邪热瘀毒有关，故顾老主张重用清热解毒。药理实验证实，清热解毒药具有广泛的抗菌谱，能抑制病毒，提高机体的非特异性免疫力，对实验性动物肿瘤有一定的抑制率，对放、化疗有增效作用，瘀毒常互结为患，因此清热解毒方药常配伍活血化瘀。活血化瘀类药物可使癌细胞不易在血液循环中停留、聚集和种植，从而降低乳腺癌的转移和发生率，同时还可以改善微循环，增强血管通透性，改善实体瘤的局部缺氧状态，使更多的致敏淋巴细胞到达肿瘤部位发挥其抗癌作用，也能提高放疗或化疗的敏感性。本案顾老取清热解毒为主，祛邪为先，祛邪可以安正、可以固本，体现了顾老寓辨病于辨证之中，用药立法，灵活构思的特点。

【按】 顾老认为外科之证首辨阴阳，乳房肿块寒热虚实之辨更为重要。炎性乳腺癌之肿结非寒而凝，乃肝火瘀毒互结。因此切不可沿用治疗流痰阴寒之温经散寒法及阳和汤之类的方药治疗，应清热解毒为主，故治以活血化瘀、软坚化痰。常用药有白花蛇舌草、鹿含草、凤尾草、露蜂房、草河车、蛇六谷、蒲公英、半枝莲、山慈菇、夏枯草、土贝母、土茯苓、桃仁、赤芍、三棱、莪术等。

案 **4.** 刘某，女，76 岁。

【初诊】 1989 年 4 月 18 日。

现病史：右乳房肿块如馒头大小，肿块质地坚硬，表面皮肤已有破溃，少量出血及渗液，同侧腋下淋巴结肿大。入院后做右乳单纯切除术，术后化疗 2 次。由于患者化疗反应较大，白细胞持续低下，且伴有频繁恶心呕吐，因此不再坚持定期化疗。患者体质极度衰弱，面色少华，头晕神疲，四肢乏力。

舌脉：舌淡胖，边有齿痕，苔薄，脉细无力。

辨证：正气大虚，无力祛邪。

治则：扶正固本，以益气健脾为主。

方药：黄芪、党参、当归、黄精、枸杞子、白术、谷芽、茯苓、白花蛇舌草、鹿含草、砂仁、大枣、陈皮、鳖甲。

服药 1 个月，食欲渐增，精神疲倦明显好转，且能做点家务，血常规检查也恢复正常。患者惧怕化疗，要求中药治疗，经上药加减治疗 3 个月后，腋下肿大淋巴结变小，脉苔正常，精神亦佳。迄今随访治疗 5 年余，未见转移和复发。

晚期乳腺癌，患者高龄体衰更不耐化疗，因此术后 2 次化疗即难以为继。顾老认为乳腺癌晚期并非无毒可泻，而是正大虚，无力祛邪，扶正固本、补养气血、益气健脾，对本病有积极治疗作用。本案患者服药 3 个月，不但正气康复，腋下肿大淋巴结也趋缩小，显见扶正固本对晚期肿瘤患者的治疗有不容忽视的临床价值。

【按】 晚期乳腺癌，正虚体衰，癌瘤扩散，此时顾老在立法用药上始终把扶正固本放在首位，既不强求术后的化疗次数，还屡屡告诫要慎用攻邪药物，切勿犯虚虚之戒。《东医宝鉴》谓："不必治癌，补其阴阳气血，自可带病延年。"顾老常用益气健脾药物如生晒参、黄芪、茯苓、白术、淮山药、大枣、炙甘草；养阴生津药物如生地黄、玄参、麦冬、南沙参、北沙参、石斛、天花粉、百合、鳖甲、茅根、芦根；益精养血药物如当归、熟地黄、何首乌、枸杞子、鸡血藤、龙眼肉、阿胶等。

白 癜 风

案 **1.** 王某，女，23 岁。

【初诊】 1990 年 4 月 22 日。

现病史：额上发现白斑已有 4 年，近半年来逐渐发展，向两面颊蔓延扩大。无全身不适。

舌脉： 苔薄，脉平。

辨证： 风湿搏于肌肤，气血失和。

治则： 祛风宣肺，调和气血。

方药： 浮萍、豨莶草、红花、川芎各 9g，苍耳子、赤芍各 12g，白芷 4.5g，川桂枝 3g。

上方加减服用月余，白斑皮色转紫褐。连续服用 3 个多月，白斑中间有明显色素岛出现，已属临床痊愈。

【按】 顾老抓住本案病发头面，白斑扩大发展，证由外风犯于肌肤而发，治疗首重祛风为先，辛散入肺达皮毛。他善于吸取古方中的良药，如借鉴《外科正宗》中用浮萍丸、苍耳膏治疗白驳风。浮萍辛寒，入肺经，性轻浮，达皮肤，具有发汗胜于麻黄、利水捷于通草之能。苍耳子苦辛温，入肺经，有祛风疗湿、疏散宣通的作用，它上达巅顶，下走足膝，内通骨髓，外透皮肤。顾老在治疗本证时，凡由外风而发者，常取苍耳、浮萍为君。他说此两味药能治疗白癜风，妙在辛温入肺经，可使郁阻于肌肤的风湿之邪透达于外。在祛风药中常配伍白蒺藜、豨莶草透表。本案病程已逾 4 年，病久风邪入络，又辅以乌梢蛇、广地龙搜剔深入经络之风。风为百病之长，祛风为先，宣散透达是顾老治疗本病的一大常法。

案 2. 吕某，男，45 岁。

【初诊】 1989 年 10 月 25 日。

现病史： 白斑见于面颊，渐渐蔓延整个颜面及耳垂前后。病起 2 年，近几个月来白斑增多扩大。患者素有头晕目眩，脑响耳鸣，精神倦怠，心悸少寐。

舌脉： 苔薄质淡，脉细无力。

辨证： 营血不足，血虚生风，气血失和，濡煦受阻，肌肤失荣。

治则： 补益心脾。

方药： 归脾汤加减。药用全当归、川芎、丹参、生地黄、熟地黄、赤芍、白芍各 9g，川桂枝、炙甘草各 4.5g，黄芪 15g，党参、白术各 9g，煅自然铜 12g。

上药加减服用 4 月余，血虚诸证明显好转。面颊部白斑色素新生，白斑转褐而愈。

【按】 本案伴有一系列血虚证候。顾老辨证认为此由内风而得。善治风者当先治血、养血、活血，血行风自灭。患者心脾两虚，营血不足，血虚生风，濡煦受阻，肌肤失荣而罹患本病。因此，当循"治风先治血，血行风自灭"的医理来论治。凡辨证是由血虚内风而得者，根据脏腑学说，心主血，脾统血，又为生化之源，治宜补益心脾，常用归脾汤、四物汤加减。当归、川芎、赤芍、白芍、丹参养血活血，黄芪、党参、白术、炙甘草补气健脾。顾老尚喜用桂枝，借桂枝疏通经脉，助养血活血之功，并能调和营卫。他说："若由内风而得者，治以养血活血，气血足，营卫和，经脉通，肌肤腠理得荣，痼疾定能得瘳。"

案 3. 张某，女，30 岁。

【初诊】 1990 年 12 月 23 日。

现病史： 面颊有黄豆大小白斑已有 7～8 年。近年来白斑渐渐增大，且躯干胸腰部也有白斑出现。平素月经不调，经前乳胀，经来量多、腹痛。

舌脉： 苔薄舌红，脉细弦。

辨证： 肝气郁结，气机不畅，复受风邪，搏于肌肤，致令气血不和，肌肤腠理郁闭，毛窍不能开达。

治则： 疏肝理气，开达郁闭。

方药： 小柴胡汤合逍遥散加减。药用白芍、合欢皮、益母草各 12g，柴胡、当归、女贞子、旱莲草、八月札、广郁金、香附、石菖蒲各 9g，佛手 4.5g。

上药服用 4 月余，经期恢复正常，痛经、乳房胀均除，颈部及胸胁白斑明显缩小，且均有色素岛出现。

【按】 本案患者系青年妇女，并素有月经不调。女子以肝为先天，肝喜条达，善疏泄，气郁则肝木调达失司而得病。罹病后更可加重郁结。顾老审证求因，治病求本，以疏肝理气之品为主，与养血活血药相合。气机调达，营卫得和，皮肤腠理开泄，毛窍自能开达。顾老注重经络辨证，认为胸胁为肝经循行之地，白斑发于胸胁是肝经气血凝滞之候，因此加用芳香开窍之药，如八月札、郁金、石菖蒲等，以冀开达毛窍，转静为动。开窍法贯彻于行气活血药中治疗白癜风，两者相得益彰，疏肝理气，开达毛窍解郁闭也是顾老治疗本证的经验治法之一。

案 4. 戴某，女，34 岁。

【初诊】 1989 年 8 月 26 日。

现病史： 在近 2 个月中，面颊、胸膜、四肢先后出现 10 余处白斑。平素容易感冒，动则汗出，面色少华，气短神疲。

舌脉： 苔薄质淡，脉濡细。

辨证： 患者乃气虚之体，卫阳不固，腠理不密，风邪客于皮毛而发本证。

治则： 益气固表合祛风。

方药： 取玉屏风散最宜。药用生黄芪 20g，党参、豨莶草、煅自然铜、当归各 12g，桂枝、川芎 4.5g，白蒺藜、防风各 15g，白术、制香附各 9g。

重用黄芪、党参补气，佐以祛风之品，经治 2 个多月，面颊及四肢白斑明显消退。

【按】　顾老对表虚患有白癜风患者，重用黄芪补气固表，伍同防风，两者相畏相使，其功益彰；伍同白术健脾，补中焦以资气血之源，又能培土生金。本方具有振奋卫气，使腠理致密的功效。白癜风是免疫功能障碍引起的疾病，而现代药理研究证实，黄芪具有提高机体免疫功能的作用，故顾老在此案中重用黄芪，是将中医辨证重在固表与现代医学辨病以提高机体免疫结合起来。由此可见，辨病寓于辨证，是顾老独具匠心的构思。

案5. 曹某，女，27岁。

【初诊】　1992年2月18日。

现病史： 右侧腰部有豆瓣大小白斑新生，并逐渐增大。患者产后两足跟痛，腰膝酸软，耳鸣目眩，神疲气短，头发稀疏。

舌脉： 苔薄质淡，脉细无力。

辨证： 产后肾气亏损，肺肾俱虚而致白斑扩大发展。

治则： 补肺益肾。

方药： 黄精、黄芪各15g，北沙参、大熟地、黑玄参、制何首乌、菟丝子各12g，杜仲、当归、制香附各9g，炙甘草4.5g。

上药持续服用半年，产后肺肾两亏证候得除，腰腹白斑也缩小，并有色素再生。

【按】　现代医学认为，本病与遗传因素、自体免疫、神经因素等有关。根据中医腑脏学说，顾老认为，本病的发生，无论是由外风而发，或因内风而得，都与禀体肾气虚损、肺气不足密切关联。故方中除用补益肺气之品，更注重色黑入肾经的药物，如大熟地、黑芝麻、黑玄参、黑旱莲、制何首乌等益肾之品。顾老循从金水同源，子能令母实的五行相生原理，应用黑色补肾之品，补肾益肺，金水同源治病根的理论，治疗白癜风取得较好的效果。

案6. 席某，男，10岁。

【初诊】　1990年8月23日。

现病史： 患儿在洗澡时偶然被家长发现脐孔下方出现铜板大小白斑。因白斑范围渐渐增大，经市医学会同道介绍来顾老处求治。来诊时证起2个月，患儿除白斑外无明显全身症状。

舌脉： 苔薄腻质润，脉濡细数。

辨证： 患儿脏腑未坚，肺脏娇嫩，复受风邪搏于肌肤，气血失和所生。

治则： 益气祛风，标本同治。

方药： 黄芪15g，太子参、煅自然铜、红枣各12g，白术、防风、浮萍、苍耳子、白蒺藜、当归、石菖蒲各 9g，桂枝 4.5g，甘草 3g。

上方第 1、2 汁内服，第 3 汁温热湿敷。经内服外敷合治 2 周，白斑中央已出现色素皮岛。继续用药 2 个多月，白斑显著缩小。后取用黄芪、生香附、白蒺藜、自然铜、石菖蒲等配制丸药吞服，并继续用上方煎汁温热湿敷而得痊愈。

【按】 本案治疗中内服、外敷，顾老均选用自然铜。自然铜是一种矿物，其色如红铜或黄铜，质较纯而轻，味辛气平，入血行血，为伤科接骨之要药。顾老借鉴用于白癜风，取其辛散行血祛痰之功。许多患者应用本品治疗，确有一定疗效。顾老除了经常嘱咐白癜风患者宜将含有自然铜的药渣外洗外，还建议患者在生活用水及煮药时加入铜块共煮，特别是外洗，可使药直达病所，促使机体从皮肤直接吸收铜离子。从现代细胞代谢学说了解，色素减退的原因，既与血清铜氧化酶活性降低有关，又与血液中铜离子的含量不足有关，因此，浸渍外治使药物直达病所也是提高治疗白癜风疗效的重要一环。

神经性皮炎

案. 何某，男，30 岁。

【初诊】 1988 年 12 月 28 日。

现病史：面、颈部及手背皮疹作痒已 3 年。3 年前在后颈发现一枚黄豆大皮疹作痒，经自用地塞米松软膏涂擦后，皮疹消失，停药后不久又复发作，皮损逐渐延及整个颈部、前额、两颊和两手背，瘙痒不堪，抓破出血，入夜作痒尤甚，影响睡觉，冬春季发作较重。平素性情急躁。曾在上海几个专科医院治疗，诊断为"播散性神经性皮炎"。检查：前额、两面颊部、后颈部皮损呈散在性分布，部分有明显抓痕和血痂。手背亦有同样的皮损。

舌脉：苔白，脉弦细。

辨证：血虚风燥，肌肤失养。

治则：养血祛风，重镇止痒。

方药：荆芥 10g，黄芩 10g，生地黄 10g，牡丹皮 10g，赤芍、白芍各 10g，紫草 10g，生甘草 6g，乌梅 10g，灵磁石 30g，代赭石 30g，地肤子 10g，豨莶草 15g，牛膝 10g，水煎服。

【二诊】 1989 年 3 月 8 日。

上方连服 3 个月，皮损消退大半，作痒大减，时有反复，已能安睡。再以上方为主继续服用。

【三诊】 1989年9月26日。

上方加减治疗半年，皮损基本消失，瘙痒已停。

【随访】 1990年3月21日。

患者自述停药半年后，皮损有少量发出，微痒。目前虽入春季，未见发作。

本案患者自觉作痒剧烈，夜不安眠，心烦易怒，其主要病机为血虚肝旺。顾老使用加味荆芥四物汤（即上方）治疗。方中荆芥性平而不燥，善祛血中之风而不伤阴，是祛风药中最为稳妥的一味；黄芩苦寒，能清气分之热，质轻而善达皮毛，虽苦而不伤胃；生地黄、赤芍、白芍、紫草、牡丹皮，滋阴而凉血，养血而润燥；乌梅、白芍配甘草酸甘化阴，柔肝缓急；地肤子、豨莶草祛风利湿；灵磁石、代赭石配合牛膝、生地黄，取《医学衷中参西录》中镇肝熄风汤之意，平肝息风，重镇止痒。加味荆芥四物汤系顾老经验方。该方对一般皮肤病，如慢性湿疹、银屑病、皮肤瘙痒症等均有良好的效果。同道不妨临床试用。

【按】 现代医学认为神经性皮炎可能与自主神经系统功能紊乱有关，精神因素、刺激性食物、局部刺激是诱发本病的主要因素。本病相当于中医学的"牛皮癣""顽癣"。多由风热湿邪郁于肌肤，日久耗血，血虚风燥，肌肤失养所致。本病有两大特点：一为血虚，一为肝旺，血虚由风邪引起，血虚而致肌肤失养，故养血润燥是治本的疗法。养血常用熟地黄、当归、丹参、鸡血藤、何首乌、赤芍、白芍之类。肝旺是引起瘙痒的主要病机。肝为风木之脏，体阴用阳，其性刚强，肝气急而易亢，故有"将军"之称。本病患者大多性情急躁，心烦易怒。本病又多由精神紧张，情绪抑郁而发作，瘙痒颇剧，夜不安寐，故用重镇之剂。常用代赭石、灵磁石、珍珠母、石决明之类平肝潜阳，重镇安神，止痒效果较单纯用祛风、杀虫止痒为佳。

阴囊鞘膜积液

案. 洪某，男，52岁。

【初诊】 1990年4月26日。

现病史：患者自1985年起患本症，至1990年初，症势渐渐加重，阴囊肿大如壶，坐卧均作胀，行走时有重坠感。至某医院诊治，血液检查幼丝虫未发现，诊断为"阴囊鞘膜积液"。曾多次抽液，每次抽出50～200mL，色黄澄清；抽液数日后，又恢复如故，建议手术治疗，因患者不愿手术，而介绍来天山中医医院治疗。用中药内服、外敷，先服大剂利水之中药，未见效果，后续服天台乌药散合补中益气汤加减共服 40 余剂，共治疗 40 余日，阴囊积液全部吸收。停药至今已有 8 个多月，未见复发。兹将方药介绍于下：

内服药：柴胡（盐水炒）1.5g，白芍（炒）1.5g，台乌药 9g，广木香 3g，小茴香 2.4g，川楝子 9g，橘核、荔枝核各 6g，青皮、陈皮各 1.5g，枳壳（炒）1.5g，丹参 9g，川厚朴 1.5g，炙升麻 9g，炙黄芪 9g，甘草（炙）3g。

外敷方：肉桂 1.5g，乳香（炙）1.5g，没药（炙）1.5g，腰黄 9g，片姜黄 9g，赤芍（炒）9g，制川乌、制草乌各 1.5g。上药共研细末，用陈酒、白蜜调成糊状；用时煮温，以纱布包裹，热敷局部，每日 2 次，每次 1h 以上。每料药可用 1 周。

中医学书籍中，虽无"阴囊鞘膜积液"这一名称，但从临床症状来看，与张子和所说的"水疝"颇为相似。他说："水疝者……囊肿而状如水晶。"又说："诸疝皆归肝经。"本症由肝气失于疏利，复受寒湿，阴气内结，病久元气虚陷而致。

【按】 阴囊鞘膜积液与中医学所谓"水疝"近似，除手术外，尚无比较理想的治疗方法。顾氏治疗水疝，有丰富的临床经验，师承家法，根据上述症情及病机，用天台乌药散结合补中益气汤加减，取乌药、木香、茴香、川楝子、青皮以疏肝理气，升麻、黄芪以补气升陷，肉桂、制川乌、制草乌、乳香、没药、腰黄等以温化湿寒，祛瘀消肿。此外，在治疗过程中，患者应减少活动，注意休息，防止用力负重，对疾病的恢复有一定的帮助。

阑 尾 脓 肿

案. 王某。

【初诊】 1993 年 4 月 16 日。

现病史：右下腹触及 8cm×10cm 炎性肿块，伴高热。

舌脉：舌红，苔腻，脉滑数。

诊断：阑尾脓肿（瘀热型）。

方药：生地黄 15g，紫花地丁 12g，红藤 15g，蒲公英 12g，牡丹皮 9g，生大黄 9g，败酱草 15g，黄连 6g，川厚朴 12g。

7 日后去生地黄、牡丹皮、紫花地丁，加桃仁 9g，泽兰 9g，穿山甲 9g。

【按】 阑尾脓肿属于中医学"内痈"的范畴，痈者皆有营气不从，逆于内里则生痈肿，"痈者壅也，气血壅则生痈疽"。人身气血固流于上下则毒气断而不聚结于一处，毒气聚于一处者，也趁气血之亏也。肠痈病在六腑，六腑以通为用，肠痈之成，皆由湿热瘀血流注肠道而成，因此运其气血痈肿自消，湿热得清，肠痛自减，因此阑尾脓肿均取法于《金匮要略》，法循大黄牡丹汤伍同红藤，佐以凉血活血方药，脓肿会局限并逐渐消散吸收，手术治疗每多造成创口不愈，或术后因炎症局部粘连，而并发肠粘连，甚至粘连造成肠梗阻，后患无数。

颧　面　疔

案. 冯某，男，46 岁。

【初诊】　1992 年 7 月 15 日。

现病史： 患者右侧颧骨疔，病起 4 日，红肿散漫，眼睑、鼻旁尽肿、焮热胀痛。

舌脉： 舌苔黄腻，脉数。

辨证： 湿热蕴阻，血凝毒滞。

治则： 清热解毒。

方药： 芩连消毒饮加减。外用药：金黄膏。

2日后，红肿已聚，焮热胀痛，自溃，出脓不多，加皂角针托毒透脓，外用金黄膏、九黄丹。3日后取出1cm×0.3cm脓栓，出脓较多，肿退痛止，脓毒已泄，乃予芩连消毒饮去黄芩、黄连，以清余毒。外用金黄膏、二宝丹。2日后但以外治，历4日而收口。

【按】　颧面疔生于颧骨之间，位于足阳明胃经循行之地，过多食用厚味炙煿，以致胃经积火蕴毒而生，颜面部疔疮，治之及时，瘥愈果速。若一旦出现走黄征兆，或已经走黄，则险象多变，抢救殊为不易，医者须谨察病机，防患于未然。

迎　香　疔

案. 张某，男，31 岁。

【初诊】　1988 年 9 月 22 日。

现病史： 左迎香疔 2 日，红肿散漫，连及面部，焮热肿痛，身热炽盛，心中烦闷，舌苔黄腻，边尖红，脉数。证属脏腑积热，又感受热毒，内外相夹，切防走黄。予以芩连消毒饮，清热解毒。次日红肿不聚，身热仍炽（晨起体温 38.6℃），昨夜小便刺痛，带血。

舌脉： 舌边尖红，苔薄黄，脉数。

辨证： 心火炽盛，移热小肠。

治则： 清心导热下行。

方药：予清热解毒之剂中加导赤散。药用川黄连 3g，黄芩 9g，金银花 12g，连翘 9g，赤芍 9g，紫花地丁 15g，野菊花 15g，鲜生地黄 30g，木通 6g，竹叶 6g，生甘草 3g，茅根 30g。外用：和露膏、苍耳子虫。

1 剂后，红肿较聚，尿血止，口干引饮，苔薄黄，舌尖红，脉数，内热尚盛。再予清热托毒，尚未溃脓，加皂角针以助其力。1 日而出脓，3 日而脓多，肿痛减，身热退，唯口干，舌红，脉数，乃热灼伤阴，余火尚未尽息，遂以川石斛、玄参、天花粉、知母、生山栀之类合养阴清热之品以解余毒，5 日而安，10 日而痊。

【按】 本案疔毒位于鼻旁，由肺经火毒上攻凝结而成，肿毒可致鼻窍堵塞引及前额脑门肿痛，甚则唇腮俱作浮肿。肺开窍于鼻，肺与大肠相表里，泻手足阳明之火，故方中重用黄芩、黄连、金银花、连翘、紫花地丁加用皂角针促其速溃，脓毒泄，肿痛减，余毒未泄势必伤及肺阴，故方药取用知母、生地黄、石斛、玄参以冀保肺津养胃阴而得痊愈。

人 中 疔

案. 李某，女，40 岁。

【初诊】 1994 年 5 月 9 日。

现病史：人中疔 2 日，疮顶不高，四周漫肿，引发面颊皆肿，壮热，入夜体温达 40℃，口渴引饮，舌红，根薄黄，脉数，陈远公曰："唇生疔者，不论大小皆脾胃火毒也……"今脾胃积热，蕴蒸成毒，来势凶猛，予以清热解毒。

方用芩连消毒饮加大青叶 12g，生石膏 15g，知母 9g，梅花点舌丹 2 粒。外用：玉露膏、八将散，敷疮上。玉露散，菊花茶调敷面颊肿处。次日红肿更加扩散，壮热，曾有谵语，口干引饮，脉洪数，舌红，苔薄黄，热毒正炽，须防走黄，急予清心解毒，上方改生石膏为 30g，加牛黄清心丸 2 粒，早晚各 1 粒，后疮顶虽渐高，但仍坚硬疼痛，按之无波动感，身热仍高，谵语频繁，有时半昏迷，口干引饮，并见胁痛，咯血两口。

舌脉：舌质红，苔薄黄，脉数。

辨证：热毒已经由气入营，灼伤肺络，症势未衰，走黄之象已见，当防热盛晕厥。

治则：凉血清营，安心神。

方药：鲜生地黄 30g，牡丹皮 9g，赤芍 9g，紫花地丁 15g，金银花 12g，朱连翘 9g，草河车 9g，橘络 3g，旋覆花 9g，藕节炭 9g，生甘草 4.5g，茅根、芦根各30g，牛黄清心丸2粒。

一经凉血清营，白天神志已清醒，晚间谵语也少，身热稍减（体温39℃），咳嗽，胁肋引痛，痰中带血，口干喜冷饮，舌红，脉但数而不洪，唯疮顶肿硬，无波动，病情已有转危为安之兆，再加沙参15g，杏仁9g，川贝母9g清肺止咳。又2日，神志乃清，热降，肿势局限于上唇，但不高突，查口内唇、龈交界处微见肿起，按之略有波动感，胁痛亦减，咳痰带血，舌红口干，脉数，盖此时热毒虽未由营入心，但邪热恋肺，清肃失司。久热之后，灼伤肺津，予以清热止咳，解毒托透，以冀早溃。

方药：鲜生地黄30g，北沙参15g，川贝母15g，杏仁9g，炙款冬花6g，藕节炭30g，紫花地丁12g，金银花12g，连翘9g，赤芍9g，皂角刺4.5g，生甘草4.5g，茅根、芦根各30g。

越2日（第9日），身热已减，嘴唇内肿突疼痛，按之已有波动感，当即切开，出脓颇多，咯血尚未全止，口干舌红，脉数，脓毒虽得外泄，热邪已经伤阴，再步前韵养阴清肺，清热瘵毒。上方外加鲜石斛15g，去皂角刺。外用：金黄膏15g、八二丹。

2日后，嘴唇外面及面颊肿势皆退，热退痛减，但仍有咳嗽，痰中带血丝，此余热恋肺、肃降失司故也，再予养阴清肺，调理10日而愈。

【按】 人中疔，居险区，毒易走散，当须速治，先贤告诫，治疗之要贵在神速，迟则毒气内攻，可致神昏、气促、呕秽等恶逆之症。药取紫花地丁、金银花辛凉轻清、清热解毒；贝母、赤芍清肿托毒；皂角刺托毒，冀外溃，毒从外泄，脓毒为气血之所化，毒泄可出现邪热伤阴，故用茅根、芦根保肺津、养胃阴。

嘴 角 疔

案.赵某，男，37岁。

【初诊】 1994年8月12日。

现病史：左侧嘴角疔5日，疮顶有脓点，未出脓，肿势散漫半颊，坚硬色紫，焮热疼痛，身壮热（体温达39℃以上），胸闷，泛恶，大便2日未通。

舌脉：舌苔黄腻，脉数。

辨证：阳明湿热，蕴蒸成毒，邪势鸱张，恐有走黄之虞。

治则：清热解毒，和胃止呕。

方药：芩连消毒饮，加陈皮9g，竹茹6g。外用药：玉露膏、九黄丹。

【二诊】 1994 年 8 月 14 日。

虽未出脓，但漫肿已渐局限，疮顶渐高，焮热疼痛，脓点增多，热度仍高（下午体温达 39.4℃）。烦闷呕吐，大便 4 日未解，肠胃湿热壅盛，热毒尚未完全控制，舌苔黄腻，脉洪数，势将走黄。

治则： 急下阳明湿热，解毒托透，和胃止呕。

方药： 生川大黄 9g，川黄连 3g，紫花地丁 1g，野菊花 9g，皂角刺 4.5g，金银花 12g，连翘 9g，赤芍 9g，陈皮 9g，竹茹 6g，梅花点舌丹 2 粒。外用：玉露膏、九黄丹。

1 剂后，解大便 2 次，干燥不爽，身热稍减，呕吐不止，但仍胸闷，泛泛不舒，局部疮顶高起，出脓，但不多。四周漫肿较聚，色紫热痛，苔黄腻，脉数，大肠腑气畅通，但中焦积热未平，脓毒未泄，再以上方加玄明粉、皂角刺。外用九黄丹、玉露膏。

【按】 嘴角疔位于足阳明胃经，症由过食炙煿厚味而致胃火盛炽，故治宜泻火和胃，清解托毒。当日大便得畅，而渐局限，脓出较爽，疼痛减轻，热度亦退（体温 37.6℃），泛恶已止，热毒既得外泄，症势已入坦途。2 日后，出脓渐畅，又 2 日取出脓栓，苔薄，脉缓，但以芩连消毒饮去大苦大寒之黄芩、黄连，加天花粉、竹叶、芦根清润之品，以清余毒，外治改用玉露膏、八二丹。逾 10 日而愈。本案辨证关键在于阳明湿热壅盛，便秘、呕吐、舌苔黄腻，而腑气一通，热度一得外泄，旋即扭转枢机，失之则热入营血走黄矣。

红 丝 疔

案. 龚尧根，男，40 岁。

【初诊】 1998 年 9 月 13 日。

现病史： 9 月 11 日子夜觉手心痒甚，9 月 12 日清晨起疱，色红。下午变紫，入夜痛甚，不得安寐。9 月 13 日上午 9 时左手掌心起豆大紫疱（1cm×0.8cm），突起，痒肿，阵阵刺痛，前臂内侧正中起红丝至肘，红丝发处有刺辣感，候诊半小时许红丝已蔓延至腋下一寸许。

舌脉： 舌红，脉数。

辨证： 火毒方盛，切防走窜内攻。

治则： 急诊处理，予以清热解毒。

方药： 芩连消毒饮加减。外治：以三棱针自腋下起将红丝寸寸挑断，令微出血，敷金黄膏、红灵丹。

疔疮起处去紫疱，出脓不多，外用金黄膏、八将散。

越明日，红丝退至前臂中段，疼痛亦稍减，2 日红丝尽退，守原法 1 周而托盘疔肿势退净，脓水亦清，唯外用红油膏、九一丹，5 日而疮敛。

【按】　红丝疔即现代医学所称的"急性淋巴管感染"。本病乃手足疔疮之毒气沿淋巴管向躯干方向走窜所引起，每于指（趾）端疔脚处起红丝一条，迅速走窜过肘（腘）、上腋（腹股沟）。

陈实功《外科正宗》有"红丝疔，走于手掌之间，初起形似小疮，渐发红丝，上攻手膊，令人多作寒热，甚则恶心呕吐，迟者红丝至心，常能坏人……"之说，指疔发展为红丝疔，每易使患者惊慌不安，但治之及时，治之得法，尚易控制。古有砭镰法，治之有效。我们认为红丝疔之本是指疔，红丝乃其流耳。当以清热解毒治本为法。并以粗针从红丝尽头起将红丝寸寸点断，微挤出血，以金黄膏、红灵丹段段敷贴，1～2 日红丝自然渐渐隐去。

蛇 头 疔

案. 费某，男，20 岁。

【初诊】　1998 年 6 月 21 日。

现病史：右拇指蛇头疔数日，红肿，疼痛不减，在黑龙江某农场医院做抗菌治疗，并四处切开排脓，而肿势不减，疼痛有增，色渐紫暗，西医外科力主截除拇指，以杜后患。患者不愿，返沪就诊。诉右拇指疼痛甚剧，入夜倍增，夜夜不得安宁。检查见右手拇指末节紫黑、结有假痂，指甲也紫暗，分泌物不多。以药线深入，但觉骨面粗糙，即摄片，印证为"拇指末节骨质损害"。

辨证：禀体素壮，正气未衰。

治则：清热解毒。

方药：芩连消毒饮加丝瓜络。外用：红油膏、九黄丹、药线，提脓拔毒，去腐，带药自换。

5 日后复诊，假痂腐肉尽脱，脓水甚多，取出末节指骨一段，色灰黑，上有腐孔多个。改用二宝丹、红油膏，拔毒、生肌、收口。10 余日后，新肉生出，收口，指端红润，柔软，尚留半甲。唯指端不及常人坚实而已。

【按】　蛇头疔属于中医学"手指疔疮"的范畴，因患于指尖，初起小疱色紫疱肿似蛇头而得名。蛇头疔最易损筋坏骨，本案已损骨溃烂，溃脓腥臭，用药从疮面细心探查，可触及毛糙骨面，此为已损筋伤骨的独特辨证，必带杇骨游离排出或松动后剔除，方能收口。

指疔可发于四季，但以夏暑为多见，故疔疮内治均以芩连消毒饮为基本方，佐以藿香、佩兰、鲜荷梗、扁豆衣芳香化浊，清热化湿，芳香化湿和清热解毒两者同用可以相得益彰。

疔 疮 走 黄

案. 盛某，男，20岁。

【初诊】 1997年2月15日。

现病史：1997年2月15日自常州来沪省亲，火车上觉两眉间生一枚小红点，亦不甚在意，晚餐食鸡，饮酒，夜半眉间骤起，红肿，胃寒、发热（38℃），头痛、呕吐。入院急诊，用红霉素、氯霉素、葡萄糖、生理盐水静脉滴注。次日面部漫肿，壮热（39.7℃），神志半昏迷状态，用西药同上，下午3时见印堂疔红肿散漫，面部亦肿，体温40℃，神志昏迷，时有烦躁不安。

舌脉：舌质红，脉洪数。

辨证：此乃疔疮走黄，热毒入血，内陷入心包，故神明不能自主。

治则：急予清热解毒，开窍宁心。

方药：犀角粉0.9g（吞），鲜生地黄30g，牡丹皮9g，赤芍9g，连翘芯9g，紫花地丁15g，野菊花9g，半枝莲9g，金银花15g，草河车9g，生石膏30g，生甘草4.5g，另安宫牛黄丸2粒化服。

22：45服药，至次日凌晨1：00～2：00由原来的乱抓乱动转为安静一些，经脊髓穿刺液化验证实细菌进入大脑，脑膜刺激征（+）。血常规检查：白细胞$18 \times 10^9/L$，中性粒细胞0.64。血培养：金黄色葡萄球菌（+），凝固酶（+）。2月17日体温高达40℃，局部漫肿仍剧，面及两目皆肿，疔毒入于心经，神志昏迷不醒，乃加重凉开之安宫牛黄丸，清热安心、化秽开窍。18日上午，体温仍高，但神志略醒，已会张口，面部及双目红肿消退，两眉中间疔疮平陷，见二分币大小黑影，体温仍高，此时须识其肿退，疮平不是毒得以外泄而减，乃是热毒内走攻心所致，须加重清营、凉血、护心，再加犀角丸1粒。19日、20日面肿全退，神志较清，两目活动，听觉略差，身热渐退，大势已去，遂以广犀角代犀角。21日、22日神志更清，会叫人、能回答问题，体温时高，大便3日不通，予以三黄汤加味通腑实。翌日腑通神爽，但热久灼伤营阴，舌质红绛，口干，脉数，体温仍徘徊不定，脑膜刺激征反复出现（+），故于凉血清营方中参入地骨皮、白薇、鲜石斛、鲜生地黄等滋阴养液之品，以善其后，至3月26日血常规检查（—），脑膜刺激征（—），而出院。

【按】 颜面疔疮位于"危险三角区"，该病区血管丰富，突发反应剧烈，此处静脉无静脉瓣，离脑部最近，因此脓毒最易由眼静脉进入海绵窦，侵犯血脑屏障，引起脑膜刺激征。

本案患者血培养，金黄色葡萄球菌（+），高热神志不清，临床诸症已显现，邪毒内走攻心，故重用芩连消毒饮配伍三黄汤通腑排毒，加用犀角凉血护心，全力救治，转危为安。

乳 溢 症

案1. 耶某，女，32岁。

【初诊】 1990年6月13日。

现病史：两乳头乳汁自行溢出2月余。血泌乳素检查40μg/mL。月经已有3个月未转。近半年来形体肥胖，汗毛增多，皮肤油脂分泌旺盛，头胀头痛，性情急躁，心烦易怒。

舌脉：舌质胖边紫，苔腻，脉弦滑。

辨证：痰浊瘀滞。

治则：化痰除湿，活血通经。

方药：陈胆星、石菖蒲、姜竹茹各9g，当归、桃仁、鬼箭羽、淮牛膝各12g，生石决明、青龙齿、生山楂、生麦芽、益母草、白花蛇舌草各30g。

加减：头痛剧烈加钩藤12g，羚羊粉0.6g（吞）；闭经腹胀加三棱、莪术、泽兰各2g；便秘肠燥加全瓜蒌15g，制川大黄9g。

上方加减服用2月余，月经得行，泌乳消失，头痛、头胀均除，血泌乳素复查略高于正常值，随访半年，未见乳汁自溢，临床治愈。

【按】 本案属垂体肥大引起的溢乳闭经综合征。中医辨证属于痰湿瘀滞。痰湿阻滞胞宫，经血不能下达则闭经，经血不能下通，逆行上溢则见溢乳；痰湿上蒙，肝火上亢则头胀、头痛；脾运受困，痰浊内生，可见体胖、面垢。因此本案审因论治抓住痰瘀二端，重用化痰除湿、化瘀通经。鬼箭羽具有痛经利水，活血化瘀的作用。生山楂、生麦芽具有化湿以除痰湿的作用。实验证明，中药软坚化痰、活血化瘀药物均有抑制组织内单胺氧化酶活力、改善瘤体充血、抑制肿瘤生长发展的作用。生山楂、生麦芽等消导药，对血泌乳素有促其降低的作用。因此重用化痰除湿，活血化瘀为主，对较小垂体瘤或垂体肥大所引起的高泌乳素血症有一定的疗效。

案2. 吕某，女，58岁。

【初诊】 1989年10月6日。

现病史：两乳头出现乳汁点滴、外溢已有半年。近1年来形体肥胖，乳房肥大，停经已4年。症见头晕乏力，腰脊酸软，四肢欠温，精神倦怠，嗜睡乏力，纳呆便溏。

舌脉：质淡胖，边有齿痕，苔薄，脉沉细无力。

辨证：肾阳不足，温煦固摄失权，乳络失养不能固摄，肾虚冲任俱亏，胞宫虚寒。

治则：温补肝肾，调摄冲任。

方药：二仙汤加减。药用仙茅、淫羊藿、制香附、芡实各9g，当归、白芍、菟丝子、巴戟天、肉苁蓉各12g，生山楂、益母草各30g，五味子4.5g，鹿角粉3g（吞）。

加减：面黄少华加黄芪、黄精各20g；气短少言加五味子6g，柏子仁12g；肢冷畏寒加淡干姜6g，川桂枝9g；大便溏薄加淮山药12g，炒扁豆12g，补骨脂9g。

经上方加减治疗4月余，泌乳消失，经随访2年未复发。

【按】 本案乳溢症发于停经4年后，《素问·上古天真论》曰："……女子七七肾气衰、天癸竭。"患者腰酸膝软、嗜睡乏力、四肢不温等症均为后天肾气亏损，肾阳不足，温煦、固摄失权，治宜温补肝肾、调摄冲任。现代药理研究证实，中药温补肾阳、调摄冲任之品，能提高卵巢分泌雌激素的作用。老年停经妇女乳溢症，是由于年老卵巢的激素在血中浓度低下，对下丘脑反馈机制作用减弱，故垂体分泌催乳素可相应增加或阈值降低，出现少量乳汁分泌。温肾、调摄冲任中药是通过提高雌激素分泌，从而增强了对垂体的反馈作用，因此药后泌乳素分泌减少，溢乳减少至消失，乳溢症得到了治愈。

案3. 金某，女，26岁。

【初诊】 1990年9月3日。

现病史：产后终止哺乳半年后，两乳溢乳，乳汁清稀如水样。患者曾在分娩后因胎盘残留而引起产后大出血，经刮宫出血已止，但经刮宫术后乳汁分泌逐渐减少，几乎无乳汁分泌而终止哺乳，改用人工喂养。泌乳素检查在正常范围。面少泽，气短懒言，自汗频出，倦怠乏力。

舌脉： 质淡胖，苔薄，脉濡细无力。

辨证： 产后血耗，气随血脱，气不摄乳。

治则： 益气固摄，气血双补。

方药： 归脾汤合补中益气汤加减。药用生黄芪、煅龙骨、煅牡蛎各 30g，全当归、淮山药、红枣各 15g，炒白术、炙升麻、淮小麦各 12g，生晒参 9g（另煎），五味子 6g，炙甘草 3g。

加减： 乳汁清稀如水样加黄精 20g，何首乌 15g；头晕目糊加枸杞子 12g，潼蒺藜 12g；自汗不止加淮小麦 12g；便溏纳呆加淮山药 15g，炒扁豆 12g；闭经或月经稀少加益母草 30g，丹参 12g。

【按】 本型属产后大出血，终止哺乳后出现乳溢症，现代医学认为产后大出血可引起垂体坏死，垂体功能减退，产后可乳少或无乳汁分泌。但由于垂体前叶的损害是部分性的，部分未损害的垂体会代偿性增加泌乳素的分泌，因此当产后终止哺乳半年左右而出现乳溢症。中医辨证属产后血崩，血乳同源，血少乳无生化之源而无乳。同时气随血脱，不卫外，固摄无权，乳汁自溢。因此采用气血双补，重用益气固摄。现代药理研究证实，黄芪、党参等补气中药有增强机体免疫功能，达到纠正乳溢的作用。

案 4. 许某，女，52 岁。

【初诊】 1991 年 2 月 16 日。

现病史： 主诉：两乳出现乳汁样溢出 2 月余，血泌乳素 32μg/mL，钼靶摄片及导管造影摄片均未见占位性病变，头颅 X 线摄片蝶鞍不扩大，无垂体瘤。有糖尿病已 10 余年，血糖持续在 8.8～11.1mmol/L，常服甲苯磺丁脲及苯乙双胍。停经 2 年，头晕耳鸣，腰膝疲软，口干多饮，尿频尿多，低热盗汗、虚烦失眠。

舌脉： 舌红少苔，脉细数。

辨证： 肝肾阴亏、虚火上炎，火旺逼乳妄泄。

治则： 滋阴降火，养阴清热。

方药： 生地黄、熟地黄各 20g，炙龟板、玉米须、生山楂、白花蛇舌草各 39g，淮山药、知母各 12g，地骨皮 15g，山萸肉、泽泻各 9g，五味子 6g，生甘草 3g。

加减： 腰膝酸软加杜仲 9g，菟丝子 12g；低热盗汗加炙鳖甲 30g，煅龙牡各 30g，合欢皮 12g；心悸怔忡加酸枣仁、柏子仁各 12g。

经上方加减治疗 4 月余，泌乳消失，糖尿病症情稳定，阴虚内热、低热盗汗、口干尿频等症均除。

【按】 本型是糖尿病伴见乳溢症，症见一派阴亏火旺，虚火上炎征象，火旺逼乳妄泄则溢乳，水亏火旺津不上承则口干津少，治宜养阴清热，滋补肝肾。

现代研究结果证明，乳汁的分泌，胰岛素也有参与，因此当胰岛素功能减退也会引起对垂体的反馈机制作用减弱，造成催乳素分泌的增加而发生乳溢症，因此养阴清热，滋补肝肾通过改善胰岛素功能而达到对乳溢症的调治。

案 5. 吴某，女，46 岁。

【初诊】 1989 年 6 月 5 日。

现病史：有精神分裂症 10 余年，长期服用氯丙嗪 5~6 年，月经经期紊乱，经量稀少，月经愆期，3 个月前双乳出现乳汁溢出，血泌乳素检查 86μg/mL，钼靶摄片及导管造影摄片均未见占位性病变，头颅 X 线摄片蝶鞍不扩大，无垂体瘤。症见面部潮红，皮肤灼热。肤燥瘙痒，虚烦失眠，闭经腹胀，大便燥结，小便短赤，胸胁牵痛。

舌脉：舌红，苔薄腻，脉滑数。

辨证：热毒内蕴，瘀毒互结，湿从热化，湿热逗留肝经，肝火上扰则面红目赤，肝失疏泄则胸胁牵痛，肝木克脾，脾失健运，痰浊内生，痰瘀互结留滞胞宫，而致冲任失调，经血不能下达则经闭，闭经上泌为乳则溢乳。

方药：丹栀逍遥丸合桃仁四物汤加减。药用牡丹皮 9g，炒山栀 9g，柴胡 9g，白花蛇舌草 30g，苍术 12g，黄连 5g，全瓜蒌 15g，桃仁 12g，当归 12g，益母草 30g，泽兰 9g，半枝莲 15g，生甘草 3g，生山楂 50g，生麦芽 30g。

经上方加减治疗 3 月余，泌乳消失，月经已转，复查催乳素已正常，随访半年，月经正常，溢乳未见复发。

【按】 本型是由药物毒性作用而发生乳溢症，症见痰湿瘀热，瘀热逼乳妄泄，气滞血瘀，肝失调达，冲任失调而致闭经，经用清热化湿，活血化瘀而得愈。

现代研究证明氯丙嗪、多潘立酮等药物，可影响下丘脑功能，通过抑制催乳素抑制因子的分泌，导致催乳素分泌增多，引起乳溢症，因此停止使用上述药品，并结合患者出现的邪热瘀毒征象辨证治疗，乳溢症即可得愈。

下 唇 血 瘤

案. 戴某，女，15 岁。

现病史：身体素健，1994 年 2 月中旬，于下唇正中部生一赘生物，渐渐增大，并不时出血，迄今已有一月余，目前血瘤大如杨梅，其形头大蒂小，色紫暗红，触之则流血，伴有污液，味甚臭。

治疗经过：于3月17日施结扎术。术前局部用1：5000呋喃西林溶液冲洗，再用红汞溶液消毒；然后在血瘤的基底部用双套结扣住，紧收。结扎后，用胶布将丝线固定于面颊部；疮面用桃花散、玉红膏。3月19日，血瘤由紫红转变深紫带黑，其味甚臭，唯无出血等情况，再将丝线紧收一次；用桃花散、玉红膏。3月21日，结扎后第4日，血瘤局部色黑，枯萎脱落，无出血现象；唯下唇有一米粒大小的溃疡面，给予桃花散、玉红膏。3月24日，疮面已敛，饮食如常，基本痊愈。

【按】　对本症的治疗，历代文献记载甚多，除内治法外，尚有药物枯瘤和药线系瘤等方法。《外科正宗·瘿瘤论》说："枯瘤方……治瘤初起成形为破者，乃根蒂小而不散者……其瘤自然枯落。"又"痔疮论"说："煮线方……治诸痔及五瘿六瘤，凡蒂小而头面大者，宜用此线系其患根，自效。"本例血瘤位于下唇，若内服汤剂，恐奏效不显；外敷枯瘤方，部位亦不相宜（因方中含有轻粉、白砒等毒性药物，容易发生中毒）；用刀切开，则可致出血不止。故我们采用丝线结扎治疗。

让血瘤枯萎后自行脱落，再予生肌收敛止血桃花散、玉红膏，创面自然愈合且不留瘢痕。结扎法常用于治疗肛痔，现移花接木应用于唇部血瘤，同样可以取得异曲同工的治疗效果。

乳癖伴功能性不孕

案1. 刘某，女，27岁。

【初诊】　1996年7月8日。

现病史： 平素情志怫郁。经来量少而腹痛。两乳胀痛，可扪及多个肿块，边界清楚，质地坚硬，近来切除一个，活体检查为乳房纤维腺瘤。乳房胀痛与月经关系不大。面色少华，头晕乏力，纳呆食少。结婚一年未孕。

舌脉： 舌边尖微红，苔薄腻，脉细略弦。

辨证： 此由情志内伤，肝脾气滞，瘀血结于乳房胃络所致。今虽见面色少华、头晕乏力、纳呆食少等脾虚症状，但乳痛、脉弦、肿块坚硬、舌边尖微红，乃肝气郁滞之象，两相合参，便知是肝木犯脾。

治则： 当疏肝理气为先，并活血散结用之。

方药： 炒柴胡9g，杭白芍9g，当归9g，川芎5g，炒白术9g，郁金9g，金铃子9g，延胡索9g，香附9g，三棱9g，莪术9g，夏枯草9g。

一诊而肝气稍得疏泄，胀痛顿减，肿块缩小，气机已畅，脾运未复。二诊加用党参、砂仁健脾和胃，以壮生化之源。四诊之后又加益母草活血调经，育阴柔肝，渐使气血充盈、冲任调和。八诊癖块尽消而孕。

【按】 乳腺小叶增生、乳房囊性增生病多属冲任不调型，多发于 30～40 岁的妇女：一般多见两侧对称发生多个大小不同的扁平结块，边界不清，质软韧，表面光滑，或呈结节状与皮肤不相粘连，推之可动，结块在临经前增大，经净后缩小，不会溃破，有疼痛感，且在经前加剧，经后减轻，反复不断。患者常为不孕妇女。从病理学上看乃是由于垂体功能失调，卵巢功能紊乱，黄体分泌减少，雌激素特别是滤泡素相对增多，滤泡素长期增多，促使腺管的生长与乳腺小叶上皮细胞的增生所致。因为临床常伴有月经不调等症状，我们多以肾气不足、冲任失调辨治。用逍遥散疏肝理气，配二仙汤或其他肾方调补冲任。冲任不调型乳癖临床一般多能治愈。

案 2. 唐某，女，27 岁。

【初诊】 1996 年 4 月 29 日。

现病史：两乳房肿块多处，胀痛，边界不清，质不硬，月经之前更剧，经行则缓，神疲乏力，带多纳少，婚后一年未孕。

舌脉：苔薄，脉细。

辨证：肝气郁结，冲任不调。

治则：疏肝理气，调理冲任。

方药：柴胡 9g，白芍 9g，当归 9g，川芎 5g，金铃子 9g，延胡索 9g，香附 9g，青皮、陈皮各 9g，夏枯草 12g，淫羊藿 9g。

【按】本案患者服药 16 剂后，乳房肿块虽未见减小，其痛已减，更见神疲乏力，带多，纳谷不馨，脉细。夫脾胃为气血生化之源，脾气弱，饮食减少，则生血之源不足；冲为血海，则血海枯竭；血枯则肝失所养，不得疏泄。乳为胃络，脾胃虚弱，不得生血，则经络无以灌溉，故虽四经疏泄肝气，补益冲任，而肿块不见减小，胀亦不减。五诊起以叶天士"冲脉隶于阳明"的理论为指导，用六君意辅佐逍遥散以健脾益气，补益生化之源，再疏肝理气，肿块逐渐减少，月经也渐调匀。凡十一诊，肿块消失而怀孕。

案 3. 陈某，女，32 岁。

【初诊】 1996 年 10 月 21 日。

现病史：两乳上方肿块多处，边界不清，质不硬，经前胀痛，经后较松，并有赤带，结婚 4 年，犹未生育。爱人体检正常。月经提前 1 周，持续 7 日。子宫、输卵管碘油造影印象为左侧输卵管炎。经量中等，色如咖啡。1996 年 5 月 11 日行经第 1 日刮宫，宫腔内壁粗糙、高低不平，内膜极少，报告为"血块""增生期子宫内膜"，符合无排卵期月经，多治无效。

舌脉：舌质微紫，脉弦。

辨证：此肝气郁滞，郁久化火。

治则：仿丹栀逍遥意疏肝清热，理气散结。

方药：柴胡 9g，白芍 9g，当归 9g，川芎 5g，金铃子 9g，延胡索 9g，陈皮 9g，牡丹皮 9g，黄芩 9g，山栀子 9g，夏枯草 12g。

一诊而胀痛稍减，经来色黑量少，脉弦带涩，于前方加益母草 15g，活血调经，肿块即见减小。平时以逍遥散疏肝理气，加二仙汤调补冲任、党参健脾益气；行经前后佐益母草活血调经。七诊后乳房肿块很小，基础体温测定证明已有排卵现象。九诊肿块消失而怀孕。

【按】 从现代医学的观点来看，乳房肿块的功能性不孕症（其中包括一例由于卵巢发育不良引起无排卵、月经的不孕症），多是因为卵子的成熟与消亡时间没有一定规律，所以经期或前、或后、或闭而不调，因而不孕。还有一些为现代医学所证实的不孕症，如"由于自主神经系统紊乱，子宫痉挛性收缩，或经血不畅所引起的过强宫缩致痛经造成的不孕""由于自主神经功能失调引起的性激素代谢和水盐代谢紊乱所引起的经前紧张症，不孕症"，这几种不孕症中的相当大一部分都有乳房胀痛症状。这与中医学所说的肝气郁滞，气滞血瘀，而致冲任失调，引起乳癖和不孕症；或情志内伤，气旺血衰，脾胃虚损，肾气不足，不能充盈血海，营养冲任，引起乳癖和不孕症的理论和临床表现相符合。我国古代一直把调经和种子相提并论是极有道理的。因此用疏肝理气，养血活血，益气补肾，调理冲任，使体内激素趋于平衡之后，不但治愈了乳癖，也治愈了不孕症。

案 4. 姚某，女，28 岁。

【初诊】 1997 年 6 月 21 日。

现病史：乳房肿块 2 年余，经前胀痛增剧。素有痛经史，经来量多，色黑、有块、腰酸、腹痛。结婚 1 年，未生育。有颈椎肥大史，颈肩综合征，颈肩酸楚时作。

舌脉：舌微紫，苔薄白，脉细涩。

辨证：此皆由情志怫郁，肝气郁滞，气滞则血瘀而不得畅行，气血俱病，则冲任不调，其在上则发为乳癖，在下则见月经失调，久而影响生育，形成功能性不孕。夫气为血帅，欲去瘀滞须先调气，用逍遥散疏肝解脾，使气行则血行，气顺则血顺，气血通顺，冲任自调。冲任无本脏，与肾脉相同，肾司二阴，肾气盛则冲任足，补益冲任即补肾也。方以二仙汤主之。

方药： 炒柴胡 9g，白芍 9g，当归 9g，川芎 1.5g，青皮 9g，川楝子 9g，延胡索 9g，仙茅 9g，淫羊藿 9g，菟丝子 9g，香附 9g。

一诊后胀痛减轻，再予原方 4 剂胀痛更减。乳房结块见小，后于月事将至时加益母草活血调经化瘀，使瘀去滞行、塞通。

【按】 本案乳癖不孕从调补冲任着手，须知冲、任无本脏，不能独行经，隶属于肝肾两脏之脉。叶桂更说："冲脉隶于阳明。"故当辨清冲任和肝、肾、脾、胃、气血之间的关系。因其所虚而施之，方能取得满意的疗效。

流　痰

案. 袁某，男，41 岁。

【初诊】 1993 年 4 月 9 日。

现病史： 5 个月前自觉腰脊酸楚，两下肢萎软无力，多次血常规检查白细胞均为（1.2～4.5）×10^9/L，唯白细胞分类中淋巴细胞较正常值增高。以往有肺结核和睾丸结核史。2 个月前在外院 X 线片见第 9、10 胸椎间隙狭窄，并见骨质破坏，有冷脓肿，确诊为"胸椎结核"。经用西药抗结核治疗，病情未能控制，症情反而日趋加重。检查时见慢性病容，形体消瘦，精神萎顿，面色㿠白，畏寒，下肢瘫痪，行动不能自主，第 9、10 胸椎棘突有明显压痛，右侧背部有边界不清的块物可扪及，站立时块物隆起尤为明显，不红不热。红细胞沉降率 73mm/h。

舌脉： 舌淡胖，边有齿痕，苔白腻，脉濡细。

辨证： 肾精亏损，骨骼空虚，风寒乘虚而入，痰浊凝聚。

治则： 温经散寒化痰以治其标，益肾壮骨以培其本。

方药： 阳和汤加减。药用净麻黄 6g，大熟地 12g，鹿角粉 3g（分吞），生狗脊 15g，补骨脂 12g，白芥子 9g，姜半夏 9g，川桂枝 9g，杭白芍 6g，生甘草 4.5g。

嘱患者卧木板床休息，加强营养，多晒太阳。服药月余，仍见盗汗、口干、发热（38～38.5℃），原病诸症见减轻，舌红少苔，脉细数（110 次/分），乃阴虚火旺，渐成疮痨之势。

治则： 养真阴，清虚热，填肾精，壮筋骨。

方药： 大补阴丸合清骨散加减。药用左秦艽 9g，炙鳖甲 15g（先煎），地骨皮

15g，虎杖 15g，百部 12g，丹参 9g，黄芩 9g，怀牛膝 12g，熟地黄 12g，生狗脊 12g，炒川续断 12g，补骨脂 15g，白芥子 9g。

次方加减服用 4 个多月，胃纳渐增，精神转佳，体力逐步恢复，苔薄舌淡，脉细数，此乃气血两亏，拟用人参养营汤增减，以调补气血，益肾壮骨。

【按】 流痰之症多由先天不足，肾脏虚损，骨骼空虚，外邪乘虚而入，肾阳虚衰，脾土失于温煦，津液留滞化湿生痰，寒痰互结，注于骨空，阻塞经络，耗损气血而成。顾氏外科诊治流痰，抓住虚、寒、痰、络四字为纲。整个病程中，除成脓期作虚寒化火辨外，其余皆当从纯阴证辨治。因其属虚、属寒、属里，故起病慢，或成脓慢，具有难脓、难消、难溃、难敛的临床特点。以其病变深在骨髓，感觉迟钝，故初起并不觉疼痛。经年累月，髓销骨损，肉腐血败，寒邪化火，酿液成脓，方始病处肌肤漫肿渐起，色白无头。以其寒结气血瘀滞经脉，化液为痰，痰随经走注筋脉骨空，故其初亦仅觉酸胀或木痛，逐渐骨节不利，及至化火酿脓，始觉疼痛，动辄有加，脓水形成后往往流注于病变关节下方。以其病未成而气血先衰，作脓时正气重损，故脓出稀薄、清冷，新肌不生，每易成漏。以其损骨，常致伤残畸形。即或成脓期虚寒化火之时，乍寒乍热，亦多不扬，朝轻暮重，经久不退。若大肉渐消，精神日萎，面色无华，纳谷渐减，心悸失眠，盗汗畏寒，口燥咽干，咳嗽痰血，舌淡苔白，或光红少苔，脉细数或虚大，则成痨瘵。流痰初期，当首推王洪绪《外科全生集》之阳和汤。本案顾氏也宗王洪绪之阳和汤加减，消散于无形。顾氏认为流痰之症多由先天肝肾两亏，因此常在阳和汤中参合龟板等血肉有情之品，与鹿角合用可达到阴阳互补，并多嘱患者增加营养，如牛奶、豆浆、鸡蛋、牛肉等食疗，可与药疗相得益彰。当脓之将成，以益气和营，内托透脓为宜，重用生黄芪、党参，同用穿山甲、皂角刺。溃后则以培补气血为主。阴虚火旺者，取清骨散、大补阴丸清养为法，断不可凡是流痰之证，均以阳和一方到底，不加辨证。

流痰的外治也是重要治法之一。初起宜温化、消退，若脓已成，可予切开，但必待脓之大成才可切开，过早切开，每致脓血淋漓，徒耗气血，反致疮口经久不收；若切开引流，切口宜大，使脓出畅达，溃口用五五丹、七三丹药线引流，提毒祛腐。流痰之症多发于骨与关节，因此当将所患关节予以固定，尽量少动，既可减轻疼痛，又可促使病灶吸收愈合。本案发于胸脊属龟背流痰，以卧硬板床为宜。每多胸腰椎结核继发冷脓肿，经顾老调补肝肾，气血双补，温经散寒，配合食疗，使结核病灶被吸收，冷脓肿消散而愈者甚多。本案的冷脓肿引流术后内外合治 4 个多月而愈合，免除手术切开之苦，体现了中医中药治疗骨关节结核的特色和优势。

流　注

案. 张某，男，17 岁。

【初诊】　1998 年 8 月 12 日。

现病史：1 周前背生小疖，自行挑破挤脓，翌日寒热并作，肩、臂、大腿等处均见肿块，痛不可及，身热，持续 38℃ 以上，朝轻暮重，大便干结，3 日一行。曾注射青霉素治疗，症情未见改善。检查时见右大腿下段前后肿块各一，大小分别为 6cm×6cm、7cm×6cm，左肩峰处为 6cm×6cm，右肩胛肿块边界不清，左颈 1.5cm×1cm 肿块，皮色不红，边界不清，压痛较深；背部一疮口，疮面凹陷，溃口无脓，四周皮色不鲜红。体温 39.8℃，脉搏 120 次/分，呼吸 30 次/分，血压 100/60mmHg，神志清楚，痛苦面容，全身皮肤无瘀斑，结膜无黄染，血白细胞 $12.2×10^9$/L，中性粒细胞 0.81，血培养金黄色葡萄球菌生长，凝血酶阳性，红霉素中度敏感。

舌脉：舌绛苔薄，脉数。

辨证：背疖妄挤，邪毒走散入血，流注经脉，内未入于脏腑，外不得越于皮毛，行于营卫之间，驻于肌肉分里，结滞不散，气血凝滞不通而为本病。症见壮热不退，血培养阳性，背部疮面干陷，脉促，喘急，皆毒入营血之证也。

治则：急拟凉血清热解毒。

方药：生地黄 30g，赤芍 9g，金银花 15g，黄芩 9g，黄连 6g，山栀子 12g，半枝莲 12g，玄参 12g，生甘草 9g，雄黄 0.9g（分吞）。外用金黄膏上撒红灵丹敷各处疮上。

4 日后症情基本控制，体温 39.5℃ 左右，续用上方，另加小檗碱每日 800mg，3 日后体温下降至 37.6℃ 以下，白细胞总数 $5.6×10^9$/L，中性粒细胞 0.50，除大腿两处肿块尚有疼痛外，余均已不痛，肿块亦趋消散，血培养未见细菌生长。2 日后因大便干燥强力排便，体温再度上升至 38.9℃，血白细胞总数回升至 $14.8×10^9$/L，中性粒细胞 0.82，右大腿肿块增大，疼痛加剧，肿块中央渐软，按触已有波动感，消退已属无望，治在佐以托毒，上方加炙穿山甲片 9g，皂角刺 9g，外用如前。病程过旬，脓已大成，在局部麻醉下予以切开引流，得黄稠脓液 50mL。方药予以和营清热解毒之剂。

方药：当归 12g，赤芍 9g，丹参 12g，川牛膝 12g，黄柏 9g，忍冬藤 30g，蒲公英 30g，生甘草 3g。外用八二丹药线引流，外盖红油膏。

经内外合治近月，脓净、疮敛、步履活动恢复正常而痊愈。

【按】　流注是毒邪流窜于肌肉深部的脓肿，属阳证，其临床特点是毒邪走窜不定，随注随生，发无定处，此起彼伏，肿块初起皮色不变，漫肿结块，全身常伴有高热。血白细胞升高，肿块过旬不消者，势必成脓，溃后脓出黄稠伴有陈腐之气味，但脓出不久后，疮口便可收敛。若邪毒炽盛者，毒邪可以攻心，并发内陷变证而成败血症。本病名最早见于明代杨清曳《仙传外科集验方》"流注起于伤寒，伤寒表未尽，余毒流于四肢经络，滞瘀所致，而后为流注也"。之后陈实功《外科正宗·流注论》云："流注，流者，行也，乃气血之壮，自无停息之机；注者，住也。因气血之衰，是以凝滞之患。其形漫肿无头，皮色不变，所发毋论穴道，随处可生。"顾氏外科根据各类流注的不同证情，又将流注分为暑湿流注、痰湿流注、余毒流注、瘀血流注、髂窝流注五种，在论治中抓住湿、热、瘀、毒四字为要诀，论治法则归纳为清暑化湿、清热解毒、和营活血、凉血通络。凡发于夏秋暑湿当令，方中常增入青蒿、藿香、佩兰、六一散（荷叶包，刺孔入煎）以冀暑湿毒邪从汗而解。流注初起寒热交作，焮热疼痛，侧重清暑，佐以和营。后期身热虽退，肿块未消，又当侧重和营活血，佐以清热通络。由于顾老辨证精当，每多重证流注，经顾老治疗而获消散者颇众。方中金银花、蒲公英均有清热解毒之功，又将清热解毒寓于活血之中：忍冬藤、丝瓜络相结合共奏清热通络之功，以助和营活血：凡肿痛不休者，顾老常加乳香、没药同丝瓜络炒用，能引其活血散血、消肿定痛之药力达于遍身之络脉，肿消痛停。顾老遵循"营气不从，逆于肉里，乃生痈肿"之旨在于立法用药中，更重和营，当归配伍赤芍和营活血，营气调和，肿块自然消散于无形，营气得和，毒邪自解。若问顾老对本病论治立法的核心，可以一言以蔽之，立足于和营是也。

银 屑 病

案. 乔某，男，32 岁。

【初诊】　1992 年 11 月 22 日。

现病史：患者患有银屑病已 10 余年，有明显家族遗传史，因长期精神紧张，睡眠时间不足和睡眠质量较差，或因感冒上呼吸道感染而使皮损加重，开始发现于头皮，此后发展到颈部、胸背、四肢，瘙痒较重，搔后鳞屑脱落，基底部有少许出血点，常因饮酒及食用刺激性食物而加重。检查：头皮、上肢肘部伸侧及指掌关节伸侧皮肤增厚及大量鳞屑覆盖，胸背部均见地图状红斑，其上覆盖鳞屑，下肢两膝盖及踝部外侧均可见红斑伴鳞屑覆盖的皮损。诊断为点滴状银屑病。银屑病皮损从头皮到胸腹、四肢，播散全身，皮损基底较红，覆盖较厚鳞屑，并不断有新的皮损出现，皮损瘙痒明显。

舌脉： 舌尖及两侧红，苔质腻厚黄，脉细弦数。

辨证： 湿热蕴阻肌腠，兼中焦脾胃湿热。

治则： 凉血活血，祛风清利。

方药： 地黄饮子加减。药用生地黄 12g，当归 12g，丹参 12g，玄参 12g，牡丹皮 9g，红花 6g，白蒺藜 9g，僵蚕 9g，白花蛇舌草 15g，虎杖 12g，蒲公英 12g，生甘草 6g，泽兰 9g，连翘 9g。

服上药 7 剂。红色皮疹转淡，舌苔黄厚腻渐化，再以前法加土茯苓 30g，麦冬 12g，槐花 6g，生酸枣仁 12g，苦参 12g，白鲜皮 9g。上药持续服用 2 个月，无新的皮损出现。鳞屑由厚变浅，红斑颜色由鲜红转为暗红。

本案在中药内服治疗中加用侧柏叶 30g，秦皮 15g，马齿苋 15g 溶水外用。

除了中药内服、外用当融合针灸治疗加电麻仪加强刺激，每周 1～2 次，每次 20min。针灸取穴：风池、天井、合谷、外关、八邪、血海、风市、曲泉、太溪、昆仑等，轮流交换穴位。电针、耳针治疗时选用神门、交感、神庭。针灸配合中药治疗患者感觉比以往仅用中药治疗在鳞屑、皮肤瘙痒等症状的改善方面有明显效果。

【按】 银屑病是一种十分顽固的皮肤疾患，它与遗传基因有直接关系，并与机体的内环境如机体的生理、心理状态和生活习惯、内分泌的平衡有关，情绪的波动可以直接加重病情。除了内环境的因素，外环境也对银屑病有一定影响，如季节的变化、地理环境的因素、微生物的因素均可以加重或诱发银屑病。有的银屑病患者，可在一次外伤后突然发生。现在已将银屑病归类于自身免疫性疾病的一种，它与体液免疫、免疫球蛋白抗体有直接关联，并可同时合并有其他自身免疫性疾病的存在，因此取用抗肿瘤、抗感染、调节免疫的治疗均可取得不同程度的改善。中医学认为银屑病患者肝肾不足，精血两亏，临床辨证又有血热血燥、血虚、血瘀之分，在病症急性发作期宜用凉血活血、清热解毒之品。青黛经动物实验证实有抑制细胞异常增生和促肾上腺皮质激素样作用，可抑制脱氧核糖核酸合成和提高机体的免疫功能。丹参有养血安神、改善血循环、提高血红蛋白的作用。虽然中药也不能根治银屑病，如配合针灸对银屑病的治疗确有异曲同工的作用。

过敏性紫癜

案. 杨某，男，70 岁。

【初诊】 2015 年 4 月 3 日。

现病史： 1 个月前自觉神疲乏力，关节酸痛，两下肢出现大片出血斑片，伴有腹痛，经用抗过敏药物及维生素 C，仍不断有新的出血紫斑。检查：两下肢及手臂散在有芝麻至黄豆大小出血点，色由鲜红到紫红，压之不褪色，部分色素沉着斑，肋胁部及脐周也可见大片紫红色的色素沉着斑。实验室检查：血红蛋白 93g/L，红细胞 3.48×10^{12}/L，血小板 12.8×10^{9}/L，白细胞 7.2×10^{9}/L，中性粒细胞 0.73，淋巴细胞 0.25，嗜酸粒细胞 0.01。出凝血时间均为 132s。

舌脉： 舌尖红、质紫，苔薄，脉细弦滑数。

辨证： 气血两虚，营中有热，迫血妄行，瘀阻肌肤。

治则： 养气摄血，凉血清热。

方药： 归脾汤加减。药用党参 12g，黄芪 15g，炒白术 12g，当归 9g，炒白芍 12g，茯苓、牡丹皮各 9g，丹参 9g，炒蒲黄 12g，干姜 9g，大枣 7 枚，紫草 9g，佩兰 9g，14 剂。

药后两下肢及腹部出血点由红色转淡，两上臂仍有少数新的出血点，腹痛症状明显减轻，舌淡红，苔薄。治宜凉血祛瘀，方用归脾汤凉血祛风。

方药： 黄芪 15g，炒白术 12g，党参 9g，荆芥 9g，防风 9g，当归 9g，丹参 12g，紫草 9g，泽兰 9g，佩兰 9g，生地黄 12g，红花 6g，木香 9g，炒赤芍 9g，炒大黄 9g，大枣 9g，生甘草 6g。

【按】 过敏性紫癜，症由素体气营两虚，腠理不密，风热之邪气与气血相搏，脉络被血热所伤，以致血不统络，渗于脉外，渗入肌肤，气为血冲，故用黄芪、党参养气摄血。症起又因风热外邪而诱发，故宜用荆芥、防风逐其邪寇。邪热与血相搏，当用凉血祛瘀，生地黄、牡丹皮、赤芍伍用泽兰、红花。泽兰一味清香微温，伍同生地黄、赤芍凉血活血，入厥阴肝经，可减轻凉血而碍血滞，本症除全身瘀斑，尚伴有腹痛或胃脘不适，故用木香、白术或陈皮，此为护脾胃之意，有助于人体气血之生化，正气有助于后天之脾胃，标本同治在过敏性紫癜中有其独到的含义。

溃疡性结肠炎

案. 聂某，女，28 岁。

【初诊】 2003 年 9 月 13 日。

现病史：患者腹痛伴里急后重，大便每日 7～8 次，伴有脓血，不成形，便时腹泻，面色㿠白憔悴，全身疲倦无力。曾做乙状结肠镜活检发现在结肠可见多处溃疡，外院用泼尼松及免疫抑制剂控制病情，继发贫血，家属有结肠癌病史及甲状腺功能减退等自身免疫性疾病，食欲减退，嗳气打嗝，腹部胀痛。

舌脉：舌胖苔白腻，脉濡细。

辨证：脾虚，肝木克脾，大肠湿热下注，虚实夹杂。

治则：健脾，疏肝，利湿。

方药：附子理中汤合痛泻要方加减。药用附子 9g，干姜 6g，党参 9g，炒白术 12g，木香 9g，炒白芍 12g，陈皮 6g，青皮 6g，白扁豆 12g，肉豆蔻 9g，川楝子 9g，厚朴 9g，红藤 9g，槐角 9g，炙甘草 6g，茯苓 12g，砂仁 3g。

经过上方治疗，腹痛及大便脓血减轻。在治疗中取用针灸配合治疗，取穴中脘、气海、天枢、足三里、阳陵泉、三阴交、阴陵泉、足临泣，并在神阙穴隔姜灸每周 2～3 次，此穴对减缓腹部胀痛有明显改善作用，并取百会和膻中扶助正气，对全身倦怠和改善免疫功能有很大的帮助。

【按】 溃疡性结肠炎，古代文献中在腹泻、痢疾中有相似的描述，对于赤白痢，加用槐角、侧柏叶、地榆、秦皮、白花蛇舌草等，除了可改善临床症状，还能调节机体的免疫，并可减小泼尼松及免疫抑制剂的用量。

红 斑 狼 疮

案 1. 郭某，女，18 岁。

【初诊】 2002 年 3 月 19 日。

现病史：患者因面部红斑伴发热在外院确诊为"系统性红斑狼疮"，服用氧化喹宁等西药，红斑渐退，低热持续，因外感诱发红斑又现，伴有持续高热而转中药治疗，当时患者烦躁不安，口渴欲饮，小便短赤，唇干色紫红。

舌脉：舌红绛，尖有刺，苔黄燥，脉弦数。

辨证：热毒烧灼营血，热毒入血，毒邪炽盛，而致高热不退；血热伤络，迫血妄行故其皮肤斑疹、紫癜，甚至鼻衄、吐血。

治则：凉血护阴，清热解毒。

方药：犀角地黄汤加凉血解毒之品。药用鲜生地黄 60g，水牛角 30g（先煎），连翘 12g，生山栀 9g，金银花 9g，板蓝根 12g，白花蛇舌草 30g，紫草 9g，侧柏叶 9g，仙鹤草 9g。

【按】 红斑狼疮归属于中医文献中的"阴阳毒"，在《金匮要略·百合狐惑阴阳毒病脉并治》中说："阳毒之为病，面赤斑斑如锦文，咽喉痛""阴毒之为病，面目青，身痛如被杖，咽喉痛"等记载与系统性红斑狼疮的皮疹、关节痛、发热、咽喉痛、出血等症状十分相似。本病总由先天禀赋不足，阴阳失调、气血两耗、肝肾亏损、邪毒内攻腑脏所致。本病多见于年轻女性，除了有皮损外，关节病也是最常见的症状，肾脏损害是最多见的内脏损害，其他心血管系统、呼吸系统、消化系统均可累及，系统性红斑狼疮是常见的一种自身免疫性肌病，自采用激素治疗后，死亡率已大大降低，但应用激素后带来的不良反应对人体的危害很大，因此在治疗系统性红斑狼疮采用中西医结合和配合针灸调节免疫功能，可以减少激素剂量，缩短病程。现今应用生地黄、玄参、南沙参、北沙参、石斛等养阴药可以抑制自身抗体的产生，缓解症状，同时清热解毒药如金银花、连翘、板蓝根、白花蛇舌草和活血药益母草、三七等均可配合抽减激素，值得临床采用。

案 2. 艾某，女，32 岁。

【初诊】 2004 年 9 月 18 日。

现病史：患者患系统性红斑狼疮已有 3～4 年，虽在激素的控制下症情仍时反复，且激素用量持续在较高水平（泼尼松，每日 40mg），同时用免疫抑制剂，患者面目浮肿伴高血压，下肢浮肿，关节游走疼痛，红细胞沉降率持续在 80～100mm/h ，胸闷心悸，咽干口渴。

舌脉：苔黄腻，脉滑数。

辨证：热痹，邪郁病久，风变为火，郁久寒湿化热，湿变为痰，痰瘀阻于经络，风湿夹热。

方药：桂枝芍药知母汤加减。药用羌活 9g，独活 9g，秦艽 12g，桂枝 6g，知母 12g，白芍 12g，丹参 12g，益母草 12g，蛇莓 15g，茅莓根 12g，虎杖 12g，连翘 12g，生地黄 15g，徐长卿 15g，西河柳 15g，防风 9g，防己 15g。

患者经过上方持续治疗半年，泼尼松由原来每日 40ng 减至 10mg，关节疼痛明显减轻，血肌酐水平也接近正常，血压也趋于平稳，尿常规也未见蛋白及红、白细胞。在整个治疗过程中配合针灸，取穴百会、印堂、膻中、气海、关元、太溪、太冲、三阴交、足三里、血海等交替使用，每周 1 次。患者经调理半年余受孕，在妊娠过程中也十分平稳，足月顺产一女婴，随访半年一切正常。

【按】 系统性红斑狼疮关节酸痛是最常见的症状，有的多个关节焮红、肿胀、灼热、疼痛，有的表现在小关节即掌指关节和指关节，有的发生在大关节，如肩、肘、膝、髋等关节游走疼痛，关节疼痛时现时缓。中医学将此归属于风湿热痹，应用祛风、化湿、清热及通络止痛有较好的临床效果，祛风药常用防风、羌活、西河柳，化湿药常用秦艽、苍术、白术、威灵仙，活血药常用益母草、丹参、泽兰、当归等，中药蛇莓、茅莓根、白花蛇舌草等均可调节免疫功能，该患者持续中药配合针灸治疗，不但稳定了红斑狼疮，并缓解了关节疼痛，最可喜的是自然怀孕分娩，无病情反复。

痤 疮

案. 马某，男，18 岁。

【初诊】 2014 年 8 月 10 日。

现病史：患者 4 年前面部开始发红色丘疹，时轻时重，近 2 个月来皮疹明显增多，并在胸部、背部开始发疹，面部易出油，红色丘疹部分伴有少量脓疮，皮损发于前额、颧面部、鼻两侧、额部。平素喜食辛辣、油炸食品及甜食，不经常饮水，大便干结。

舌脉：舌苔薄黄腻，脉细数。

辨证：肺经血热、手足阳明湿热内蕴。

方药：枇杷清肺饮。药用枇杷叶 9g，桑白皮 12g，黄芩 9g，黄连 3g，金银花 9g，连翘 9g，知母 12g，虎杖 15g，栀子 9g，赤芍 9g，玄参 12g，蒲公英 12g，白花蛇舌草 15g，全瓜蒌 12g。

上药每剂煎 3 次，分成 4 杯，供 2 日服用。上药再另煎一次加入百部 15g 分成 2 份，候温不热局部用小毛巾或纱布湿敷，每晚 1 次，每次 10min。经治疗 1 个月左右皮疹大部消退，仅留少量色素而获临床基本治愈。

【按】 痤疮是一种十分常见，好发于青年男女的皮肤附属器、毛囊、皮脂腺的炎症性皮肤病，因其皮损丘疹如刺，亦可挤出乳酪样的粉汁，因此中医文献称之为粉刺。现代医学认为它主要是在内分泌激素影响下，尤其是雄激素分泌增多刺激皮脂腺分泌增多，当分泌液不能全排出毛囊时，堆积在毛囊的开口处，同时上皮脱落角化加重毛囊的堵塞。由于粉刺发于面部为多，环境、空气的污染可致继发性的细菌感染而使痤疮加重发展，由单纯性的寻常型痤疮发展为化脓毛囊丘疹，或影响皮下深部组织甚至可形成瘘管，日久愈合后皮肤瘢痕严重影响美容。除了内分泌失衡的主要因素外，痤疮尚和消化功能失调、睡眠严重不足、生活节奏过快、情绪等影响有关，女性痤疮患者常伴有月经失调，痛经、闭经均会加重本病。西医治疗本病常用口服雌激素对抗雄激素或应用维生素 A 酸抑制皮脂腺分泌或用抗生素杀灭痤疮丙酸杆菌，但上述药物的不良反应也不能低估，因此寻求中药治疗也是医学发展的趋势。

在临床用药上笔者常加用百部，它可明显抑制痤疮加重和发展。近来笔者加用局部和整体的针灸治疗，取用合谷、太溪、太冲等穴位，加入针灸治疗效果明显提高，痤疮的发病机制与内分泌、代谢和神经系统的平衡，以及局部及全身的免疫功能动态平衡有关，因此针灸治疗痤疮也是一个新的尝试和探索。

花 斑 癣

案. 曾某，男，23 岁。

【初诊】 2005 年 5 月 10 日。

现病史：患者在颈项、胸背、上臂及上腹部出现黄棕色的斑片、灰白色点状及小块斑片状的色素斑，容易出汗，由于仅轻微瘙痒也未及时求医诊治，患者自行用激素类药膏外涂。色素斑片未见控制甚至扩大，虽然皮肤瘙痒得以减轻，每在夏季病情加重，反复已有三四年，患者服役于海军部队，喜爱球类运动，大量出汗后也未及时更换汗衫以致病情日复一日加重。患者经常出现便溏或便秘。

舌脉：舌质淡胖，苔黄腻，脉濡细。

辨证：湿体脾虚，外侵暑湿。

治则：标本同治，健脾祛风化湿。

方药：藿香正气散加减。药用藿香 9g，佩兰 9g，荆芥 9g，防风 9g，白鲜皮 9g，地肤子 9g，陈皮 6g，白术 9g，茯苓 9g，炒车前子 9g，姜黄 9g，六一散 9g。

外用五倍子 30g，土荆皮 30g，百部 15g 煎水备用，每晚在洗澡时用上药煎汁浸渍毛巾然后湿敷患处 5min，然后擦干后再外涂以土荆皮为主要成分的华佗膏，经持续治疗 10 日左右皮损明显消失。嘱患者必须勤换汗衫，保持皮肤干燥，同时外用土荆皮软膏治疗足癣以防交叉感染而使花斑癣复发。随访 2 年未再复发。

【按】 花斑癣是属于皮肤真菌感染的一种皮肤病，因为本病不像体癣瘙痒明显而未及时求医。花斑癣在中医文献中称为紫白癜风，因其可同时出现棕色和白色斑片而得名。由于真菌的产物妨碍黑色素的生成，阻挡阳光使皮肤不能晒黑而使表皮出现不均衡的色素。同时夏季多汗，素体容易出汗的青年人易患，所以本病又得名汗斑。因为本病的体征为出现皮肤色素减退的白斑，患者为此求医担心是否患了白癜风，其实本病的白色斑片，边界与白癜风相比较不清楚，同时斑片上存有少量鳞屑，白癜风无鳞屑，本病尚有轻度瘙痒而白癜风无瘙痒的自觉症状可以用于鉴别。另一种发于儿童面部的淡淡的白色斑片，属于单纯糠疹，只发于儿童面部，中医称其为虫斑，也需与本病鉴别。

现代研究认为，土荆皮是一味外用治疗皮肤真菌感染的有效药物，姜黄也对真菌有明显的杀菌作用，可用姜黄制作酊剂，配合土荆皮软膏，两者相得益彰，用于控制真菌感染。真菌感染和患者的消化功能现况也有内在联系，因此中医中药整体治疗，健脾祛湿从治本的角度出发，也是中医治疗癣证的一大优势。

疥　疮

案. 杜某，男，38 岁。

【初诊】　1998 年 6 月 12 日。

现病史：皮肤剧烈瘙痒 3 日，日轻暮重，瘙痒无度，遇热更甚，皮损发于手指缝、腋窝及腹股沟等处，可见丘疹大小的丘疹和小水疱，全身遍布抓痕和血痂。患者和妻子同时在墨西哥小住，回洛城后发现皮损和瘙痒，开始就诊时曾当作"过敏性皮肤病"处理，服用清虱散及擦涂抗过敏药物，症情不甚好转，因其妻子在医院工作，后在医院检查发现疥虫，诊断为"疥疮"。综合患者的病史和临床表现符合疥疮诊断，中医辨证属外染虫毒，内有湿热蕴结，虫毒湿热相搏，结聚肌肤所致，即嘱患者消毒衣服、被褥，停止和他人肢体直接接触，并给予 10%硫软膏外擦，在用药前嘱其先用热水及肥皂洗澡，并予花椒 10g，百部 15g，地肤子 12g，蛇床子 15g，苦参 10g 煎水外洗，并用毛巾浸渍上药，湿敷 5～10min，然后擦涂硫软膏，每日早晚各擦一次，用药期间不洗澡，不更换衣服，第 4 日可以洗澡，再继续擦涂硫磺霜 3 日，有脓疥的地方掺以九一丹，经过 2 个疗程的治疗，疥虫彻底清灭，瘙痒基本减除而获愈。

【按】　疥疮一证早在《诸病源候论·疥候》中已有记载，疥疮病名一直沿用至今。《诸病源候论·疥候》中说："疥者，有数种，有大疥、马疥、水疥、干疥和湿疥，多生于手足，乃至遍体"，并指出疥疮由染虫而得，它比现代用显微镜观察，在隧道一段的灰白色小点处轻挑之，置于载玻片上，可见疥虫虫卵，证实患者有疥疮的诊断要早 1000 年之久。疥疮的直接病因是疥虫感染，现代实验研究证实了疥疮患者的免疫变化。有学者应用单克隆抗体对 46 例疥疮结节患者外周血及原位皮损进行了免疫组化研究，结果显示，疥疮结节患者外周血单核细胞各亚群的变化和正常对照组绝对值比较，CD4$^+$、CD8$^+$、CD16$^+$细胞明显升高（P＜0.05），其余无显著差异，结节表皮中几乎无单核细胞浸润，真皮有大量的致密 T 淋巴细胞浸润，CD4$^+$、CD8$^+$、CD2$^+$、CD16$^+$细胞，HLA-DR，多呈围管性浸润，CD8$^+$细胞分布于真皮上部，与对照组比较明显升高（P＜0.05），CD4$^+$/CD8$^+$降低，与对照组有显著的差异，说明疥疮感染虽属于外源性但也与机体的免疫状态有关。疥疮发于指缝、腋窝及腹股沟皮薄的部位，疥虫容易侵入，在临床上针灸取穴选用八邪（即手指、指蹼间）、足三里、极泉等，对调整局部免疫功能、缩短病程有明显效果，符合针刺对皮肤相关淋巴组织免疫功能调节的治疗作用。

斑　秃

案. 乔某，男，24 岁。

【初诊】　2008 年 10 月 13 日。

现病史：患者是在校学生，2 个月前发现后顶有多处片状脱发，左侧眉梢及上唇胡须也有部分脱落，患者在发病前准备毕业考试，经常熬夜，睡眠明显不足，白天注意力不能集中，伴有头晕目干涩，夜寐不宁，多梦易醒，面㿠少华，大便时溏，纳谷不馨。

舌脉：舌质淡，苔薄，脉细。

辨证：肝肾本虚，肝失调达。

治则：疏肝理气，活血开窍，调补肝肾，先以疏肝通窍活血为先。

方药：逍遥散合通窍活血汤加减。药用柴胡 9g，当归 9g，白芍 12g，白术 12g，茯苓 12g，合欢皮 9g，石菖蒲 9g，广郁金 9g，夜交藤 9g，桃仁 9g，川芎 9g，炙甘草 6g，大枣 9g。

本方疏肝解郁为当务之急，再合《医林改错》活血开窍法以石菖蒲代麝香，经上方用药 1 个月后毛发停止脱落，局部斑脱区可见白色毳毛新生。

【二诊】　须发见生，头晕、目涩减而未除，夜寐仍梦多不安，腰膝酸软，故缓则治本。

治则：补益肝肾，养血安神。

方药：七宝美髯丹合天王补心丹加减。药用何首乌 15g，枸杞子 9g，菟丝子

9g，怀牛膝 9g，五味子 6g，当归 9g，柏子仁 9g，酸枣仁 9g，天冬 9g，麦冬 9g，熟地黄 12g，补骨脂 9g，杜仲 9g，淫羊藿 9g，茯苓 9g，桔梗 6g，川芎 9g。

经上药继续调治 2 个多月，秃发区已长出新发，周围白发渐黑，眉毛、胡须脱落处也均在生长，面色转红润，夜寐也转安宁，在治疗期间增强体质而得到了较好的治疗效果。

【按】 斑秃是脱发中最常见的一种，除了斑脱外，尚有全秃和普秃。斑秃中医名为油风。因为头皮斑片毛发脱落后，头皮光滑如表面有油涂在患处，斑秃出现脱发是突然发生，和风邪的特性相符，故名油风。中医学理论认为，发为血之余，血虚生风，所以肝郁血虚可致脱发，每多斑脱患者在发生斑脱的症状前有精神紧张、焦虑、情绪不安等现象。本案有斑秃病史，多次复发和忧虑及紧张毕业考试有关。因此斑秃虽本属肝血虚、肾阴不足。肝藏血，发为血之余，肝主筋、爪为筋之余。在脱发的患者中尚会累及指甲。肾主骨，骨生髓，其华在发，毛发生长与兴衰和肾阴、肾气有关。本案治疗分两个阶段：第一阶段，先予疏肝解郁，健脾和营，活血开窍，七情郁结，肝失调达，阴血暗耗，生化之源不足，肝体失养，全身症状可出现头晕目涩、腰酸胁胀，并伴有头发脱落，疏肝解郁是当务之急，在肝郁疏调后再在第二阶段给予调补肝肾，用七宝美髯丹补益肝肾佐以养血安神。在实践中通过治疗体会到斑秃也是神经、内分泌、免疫三大系统失衡后的结果，因此需调整神经、内分泌、免疫的动态平衡。药物治疗的同时辅助心理疏导，两者相得益彰，可以起到异曲同工的加倍效果。

近年来，笔者在药物治疗的同时配合针灸治疗斑秃，对纠正神经、内分泌、免疫重新平衡起到了不可估量的作用。督脉的百会、神庭、印堂，肝经的太冲、曲泉，脾经的血海，肾经的太溪等穴都是十分常用的。斑秃的重要诱因与精神因素有关，耳穴的神门、交感可以安神，调节自主神经的失衡。在风池和风府之间，有一个特定的穴位，名生发点。针刺生发点可有效调节脑垂体和松果体的作用。位于哑门穴旁开 1.3 寸的穴位，名天柱，是有安神除忧、镇静功效的穴位，可以清除精神恍惚，对斑秃有间接治疗作用。尚有穴位位于三焦经翳风穴和胆经风池穴之间，有调节睡眠的作用，对斑秃也有间接治疗作用。在斑秃区可用梅花针轻叩，苏醒毛囊生发作用；也可在斑秃四周斜刺及中央直刺，每周一次；也可用电针加强局部刺激，有助于再生新发。总之，绝大部分斑秃患者是可以得到新发再生的。它不是一个局部病变，必须整体综合治疗，中药配合针灸及心理疏导可以达到较好的治疗效果。

痛 风

案. 李某，男，51岁。

【初诊】 2007年10月19日。

现病史： 患者有痛风家族史，体型肥胖，嗜好饮酒，在发病前当晚与朋友聚会饮酒量多，并佐餐大多为猪牛肉等厚味饮食，在次日凌晨，左侧第一跖趾关节皮肤发红灼热，伴有全身恶寒发热，天亮时出汗，体温发热消退，疼痛也稍减轻，因此第2日仍去上班，当晚又病发疼痛，并同侧膝关节也出现红肿，疼痛加剧，患者次日去医院求诊，实验室检查血清尿酸为210μmoL/L，明显升高，痛风诊断确定，给予秋水仙碱及吲哚美辛等药物治疗，疼痛有减轻，但出现明显消化道不良反应，故来求诊治疗。中医检查：患者体肥，为痰湿之体；关节红肿，伴有持续低热、腹胀便秘。

舌脉： 舌苔黄腻，脉滑数。

辨证： 病由风邪诱动，中焦湿热，风变为火，湿变为痰，寒从热化而成热痹。

治则： 祛风清热化湿。

方药： 羌活、独活各9g，防风、防己各10g，秦艽9g，西河柳10g，苍术9g，连翘10g，忍冬藤15g，知母12g，川牛膝9g，山慈菇9g，夏枯草12g，制大黄9g，枳实9g。外用：将金黄散用蜂蜜调成糊状涂在药膏上掺以红灵丹外敷，每日1次。

经持续治疗2周，肿势渐退，疼痛缓解，并嘱患者除了禁酒外，还必须限制高嘌呤食物，多食黄绿色新鲜蔬菜，以促进尿酸从体内排泄，防止复发。

【按】 痛风是尿酸或尿酸盐沉着的代谢障碍性疾病。痛风有急性和慢性两种类型。其临床表现是高尿酸血症和急性痛风性关节炎。它的发作特点是在深夜急性发作，关节症状发生在单关节，第一跖趾关节最容易受累。本病90%以上发生在男性，年龄为四五十岁。痛风在第一次发作后有长达5年以上的间歇期，酗酒、过食高嘌呤食物、疲劳及外伤均可促使复发，每年可以发作多次，持续关节肿痛10日左右才缓解。嘌呤食物在人体代谢形成辅酶A，起着十分重要的作用。尿酸是嘌呤食物经过合成和分解代谢后形成的产物，大部分由肾脏排泄，少部分由大肠排泄。当尿酸排泄障碍，积聚就可诱发痛风。因此本病以预防为主，应限制高嘌呤食物如动物内脏、红肉、海鲜、黄豆、菠菜等。饮酒过量，乳酸在血中浓缩，造成尿酸通过肾脏排泄就会减少，因此痛风每多发作是在饮酒的同时食用过量高嘌呤食物。

痛风在中医文献中属于"痹证"或"热痹"的范畴，痛风在急性发作期治宜祛风清热利湿，祛风药用羌活、独活、防风、荆芥，化湿药多用苍术、萆薢、黄柏、臭梧桐、木瓜，清热药常用忍冬藤、蒲公英、连翘、山慈菇、车前子、茵陈、泽泻，对降低血尿酸有较好的作用。在本病急性发作后关节肿痛退而未尽，关节僵硬活动不利阶段宜加用和营祛瘀、利湿通络，常用当归、赤芍、桃仁、红花、威灵仙、泽兰。泽兰之清香微温，伍当归、赤芍共司和营消肿之功，盖取泽兰之清香入血分、清肿散结止痛，有很好的减轻痛风肿痛的功效。

痛风性关节炎，局部凉敷及热敷均会诱发、加重疼痛，顾氏在此半阴半阳的外证中既用金黄散清热消肿，又忌药性偏凉，故掺以红灵丹，药性偏温，寒温结合，有活血定痛、清肿化痰的功效。

在中医治疗中如配合针灸祛风、活血利湿的穴位，如八风（跖蹼间）、足临泣、血海、太白、曲池、丰隆、风市均有较好的治疗作用。

急性乳腺炎

案. 刘某，女，27岁。

【初诊】 2009年6月5日。

现病史：患者新产妇，首次分娩，产后第10日，右侧乳房突然肿胀作痛，全身恶寒发热，次日前去某医院急诊治疗，诊断为"急性乳腺炎"，给予青霉素注射治疗及口服头孢霉素，治疗2日后乳房胀痛甚减，体温也有下降，但患侧乳房结块未消，当晚恶寒发热，关节酸痛，于次日来天山中医医院门诊。检查：患侧乳房外上象限可扪及3cm×4cm大小、质中硬肿块，触痛明显，皮色如常，局部无波动感，患侧乳头破碎。

舌脉：舌苔薄黄腻，脉浮滑数。

辨证：乳汁郁滞，乳络失宣，乳头破碎而致风邪入侵，与乳汁相搏。

治则：疏风通络，行气活血，常用改良生肌散促乳头破碎、皲裂尽早愈合，防止乳络重复感染。

方药：顾氏乳痈消散方。药用柴胡9g，苏梗9g，荆芥、防风各9g，牛蒡子9g，当归9g，赤芍9g，全瓜蒌9g，蒲公英9g，王不留行9g，鹿角霜9g，青皮、陈皮各6g，丝瓜络9g，路路通9g。

本方内服3剂，配合局部外敷金黄膏、红灵丹，乳头破碎用生肌散麻油调敷。

复诊时发热已退，乳痛肿块压痛明显减轻，再以上方去柴胡、苏梗，加泽兰

9g，益母草 12g，连服 1 周，乳房肿块消退，乳头破碎已愈合，哺乳时乳汁较前通畅，哺乳时乳房疼痛也消失而得痊愈。

【按】 患者系年轻新产妇，产后未月，乳汁分泌旺盛，又因乳头破碎结痂致乳汁分泌不畅，哺乳时乳汁未能通畅外泄，是因乳头破碎，风邪乘虚而入乳络，致风热与乳汁相搏而形成外吹乳痈。依据乳房经络循行分布，乳头属足厥阴肝经，乳房属足阳明胃经。乳痈论治，贵在早治，乳痈初起，抓紧早治，每多可以消散于无踪，乳痈论治早期关键在于通。疏散表邪以通卫气，恶寒发热可以立竿见消，丝瓜络、路路通通乳络以通积乳，通宣乳络助通。鹿角霜、王不留行温散行血清肿使通，蒲公英活血之功寓于清热之中，清中有通，当归伍赤芍和营血使通，促其乳痈肿块消退，柴胡伍青皮、陈皮疏通厥阴之气滞，行气使通以助血行块消。本案治疗佐以外敷寒温并用，乳痈虽属阳证，但病在乳络，乳汁秉性属凉，血乳同源，得温则行，得寒则凝，因此除了在内治用药上重清热解毒，外治也是同理。因此用金黄膏伍用红灵丹，红灵丹为顾氏经验方，有温通消散的功效，与金黄膏同用，寒温并用，可以提高消块止痛的效果，也可避免形成乳痈结块的流弊。笔者常在上述外敷药膏中加入葱白泥，即捣烂之葱白和于药膏中，葱白温通可提高和营消肿的功效。乳痈的治疗应防微杜渐，防止复发，乳头破碎、皲裂的治愈也是十分关键的。因此选用改良生肌散可减少对乳头的刺激，在赋形剂的选用上可以用热猪油、蛋黄油、麻油，替代凡士林油膏，可加速治愈乳头破碎和皲裂。

血栓闭塞性脉管炎

案. 黄某，男，30 岁。

【初诊】 2006 年 12 月 4 日。

现病史： 患者冬季经常在野外工作，两足曾有冻伤史，随后足趾经常隐痛，寒冷时加重，近 3 年来见间歇性跛行，足趾颜色变苍白，伴紫色，每遇局部受寒后足趾苍白发紫加重，近半年来静止痛越来越剧，常因疼痛而彻夜不能入睡，每晚抱膝而坐。体检：两下肢肌肉萎缩，皮肤温度明显减低，汗毛脱落，趾甲变厚，两足背动脉搏动消失，胫后动脉和腘动脉搏动也减弱。左足第 2～4 趾端皮色暗红发黑、溃烂，渗水颇多，足趾肿胀并蔓延及足背。实验室检查：血红蛋白 133g/L，白细胞 13.6×10^9/L，中性粒细胞 0.88，红细胞沉降率 34mm/h。脓液涂片培养：金黄色葡萄球菌生长。

舌脉： 舌红，苔薄，脉细数。

辨证： 肝肾不足，复受寒湿之邪，痹阻经脉，气血凝滞，寒湿郁久化热，热腐成脓之象。

治则： 养阴清热，和营托毒。

方药： 四妙勇安汤加味解毒之品。药用金银花15g，玄参12g，当归12g，生地黄30g，蒲公英15g，赤芍12g，泽兰12g，赤豆30g，生薏苡仁15g，川牛膝12g，茯苓皮12g，白花蛇舌草30g，生甘草6g，三七粉3g（分2次吞服）。

【二诊】 2007年1月4日。

药后疮面腐肉已大部分脱落，脓水日渐减少，疼痛也明显减轻，腐去肌生。舌质淡，苔薄润，脉濡细，病久气血两亏。

治则： 益气养血，清热和营。

方药： 归脾汤合四妙勇安汤加减。药用生黄芪15g，党参12g，当归12g，丹参12g，生地黄15g，玄参12g，赤芍9g，川牛膝12g，忍冬藤15g，泽兰9g，生薏苡仁15g，茯苓12g，广地龙9g，白花蛇舌草15g，生甘草6g。

继续治疗半年，疮面愈合未行高位截肢，患者虽仍有间歇性跛行但已能缓缓行走百步以上。

【按】 血栓闭塞性脉管炎95%发生于男性。本病与性激素紊乱和自身免疫功能失调有重要的内在关联。受寒冻伤及外伤、长期吸烟是诱发本病的重要诱因。本病好发于青壮年，始发年龄在40岁以下。下肢闭塞性动脉硬化症多见于50岁以上男性，常伴有高血压及高血脂。常以湿性坏疽为主，伴有发热恶寒，坏死多较臭秽，病变发展迅速。

血栓闭塞性脉管炎可分为营养障碍期、功能代偿不全期和坏死期，在营养障碍期患者足趾怕冷，动脉搏动（足背动脉）减弱。笔者常用温阳散寒通络法，方予阳和汤及通脉四逆汤加淫羊藿、巴戟天、肉苁蓉等合桃红四物汤；静脉给药可加丹参8支，每支2mg，加入葡萄糖盐水500mL中静脉滴注，葡萄糖盐水在静脉滴注前先物理加温防止过凉而致血管痉挛收缩。天山中医医院尚在此期间用右旋糖酐40，每次500mL静脉滴注，对改善此期的营养障碍有十分显著的效果，但在本病坏死期应用反而会激惹脉管炎的活动，加速气血瘀滞，而使病情恶化。在本病坏死期，顾老常用四妙勇安汤加五味清毒饮和四妙丸，有助于腐祛毒清，在此阶段祛腐药用升降丹，浓度也不宜过高，它可因刺激而加重血管痉挛，加重疼痛。针灸联合治疗本病取穴不宜过多，耳穴的神门、交感对自主神经的调节有较好作用；足阳明胃经的冲阳穴及解溪穴可交替使用，八风穴对改善局部气血也有良好效果。

玫 瑰 糠 疹

案. 陈某，女，38岁。

【初诊】 2004年5月20日。

现病史： 患者因在胸腹部出现粉红色斑疹1周来院就诊。患者在皮疹发生前2日出现类似感冒症状，头痛，关节酸痛，咽痛，全身乏力，继而胸部出现如铜钱般大小的粉红色皮疹，轻度瘙痒，皮疹上有少量鳞屑，患者担心患了银屑病而急于求诊。检查：在胸部首发的粉红色皮疹呈椭圆形，略高出皮肤，上面覆盖有糠秕鳞屑，在胁肋及腹部有大小不等的粉红色斑疹。

舌脉： 舌尖及舌边红，脉濡细滑数。

辨证： 肝郁血热，复感风邪，内外合邪、热毒凝结，郁于肌肤，腠理闭塞。

治则： 散风疏透，清热凉血。

方药： 清风散加减。药用荆芥9g，防风9g，浮萍9g，生地黄12g，牡丹皮9g，紫草9g，大青叶15g，板蓝根15g，连翘9g，黄芩9g，苦参12g，生甘草6g。

经上方10剂，治疗2周，皮疹逐渐由粉红色变为暗红色，瘙痒甚减。皮肤出现细小皱纹，舌质淡，苔薄，脉濡细，辨证属于血虚风燥。

治则： 养血润燥祛风。

方药： 当归饮子加减。药用当归12g，熟地黄12g，白芍12g，川芎9g，制何首乌12g，黄芪15g，丹参12g，北沙参12g，地肤子12g，益母草12g，白蒺藜9g，生甘草6g。

经上方继续服用2周后，皮疹即自行消退，仅遗有暂时性色素沉着而基本痊愈。

【按】 玫瑰糠疹是一种自限性红斑鳞屑性皮肤病，其临床体征虽与银屑病相似，但病因及预后截然不同。玫瑰糠疹的发病有季节性，好发于春秋季节，在发疹前有怕风、头痛、咽痛等风热症状。其皮疹仅在胸腹部、躯干及四肢近端，不会出现在头皮及关节部位，其红斑皮疹呈圆形或椭圆形，长轴与皮纹一致，首发斑疹较大，称为母斑，以后增加的皮疹称子斑。中医文献称本病为风热疮、血疳疮、母子疮等，如《诸病源候论》曰："本症是由恶风冷气，客于皮肤，折于血气所生……"因此本病初期当以疏散祛风为先，佐以清热凉血，遵"血行风自灭"之意。本病有前驱症状，所以体征虽然与银屑病相似，但体癣、花斑癣，不难与银屑病相鉴别。

顾老常采用中药配合针灸取穴百会、风府、风池、血海、外关、带脉、风市、合谷、太冲、曲池、曲泉、膈俞、风门等治疗本病，可起到相辅相成的治疗效果。

单纯性甲状腺肿

案. 陈某，女，27岁。

【初诊】 2012年2月18日。

现病史： 患者产后2个多月，产后哺乳，近日发觉颈部出现肿块，局部有胀痛感，吞咽时感不适，因家属有甲状腺疾病史，母亲患有慢性淋巴细胞性甲状腺炎伴有甲状腺功能减退症，长期服用甲状腺激素，患者担心自己也得了桥本甲状腺炎而来院治疗。检查：结喉左侧触及表面光滑的肿块，大小3cm×2.5cm，肿块能随吞咽动作上下活动，超声波检查示肿块大小为33mm×2mm×11mm。同位素检查：甲状腺左叶下放射分布稀疏，拟为"凉结节"。实验室检查：T_3、T_4均在正常范围，TSH比正常值略有升高。

舌脉： 舌质淡胖，苔薄腻，脉细濡数。

辨证： 产后气血两亏，面㿠少华，情志失畅，肝气郁结，肝木克脾，痰湿内生，阻滞经络。

治则： 疏肝理气，化痰清瘿。

方药： 四海疏肝丸加减。药用柴胡9g，当归9g，白芍12g，川芎9g，陈皮6g，木香9g，香附9g，青皮6g，浙贝母9g，海带9g，海螵蛸12g，牡蛎15g，昆布9g，海蛤壳12g，射干6g，桔梗6g，生甘草6g。

中药配合针灸治疗每周1～2次，取穴天突、扶突、期门、血海、足三里、丰隆、内关、膻中等穴交替治疗，经治疗2个月左右甲状腺肿全部消退而愈。

【按】 单纯性甲状腺肿常由于甲状腺激素合成受阻而导致代偿性甲状腺肿大。73%的单纯性甲状腺肿属于地方性甲状腺肿，主要见于内陆地区、山区。水中及食物中含碘很低，发生缺碘性甲状腺肿。除了地方性甲状腺肿，也可呈散发性分布，与先天性甲状腺激素合成障碍有关。散发性甲状腺肿多发于女性，青春期新陈代谢旺盛，对甲状腺素的需求增加，如不能满足代谢需求，就可发生甲状腺失代偿性增加。妇女在妊娠、哺乳期也因代谢需要甲状腺素增多而促使甲状腺体增大，也可出现反馈引起垂体TSH分泌增加，刺激甲状腺肥大增生。情绪的波动也会影响甲状腺代谢，本案发生在产后，情绪抑郁可致痰凝瘀结，阻于任督二脉而成瘿结，单纯性甲状腺肿属于中医学"气瘿"的范畴，中药治疗有很大的优势。中药四海疏肝汤及海藻玉壶汤均有较好的疗效，芋头、慈菇、薏苡仁均有消瘿作用，萝卜和白菜也会阻止甲状腺素合成，电解质钙、镁、锌、硒等均有助于甲状腺素的合成。在甲状腺部位局部取穴如天牖、天突、扶突、水突等均有直接调节甲状腺功能的作用，配合经络远处取穴血海、足三里等均是常用的取穴。单纯性甲状腺肿是可以治愈的。

酒 渣 鼻

案. 施某，女，38岁。

【初诊】 2010年9月10日。

现病史： 患者因鼻尖及两翼持续出现红斑，表皮油腻来院就诊。近年来鼻部红斑持续不退，并累及两颧部及面颊部，在情绪激动时红斑色泽加重，并感局部灼热和充血感，每在进食辛辣、油炸、刺激性食物后会加重，在日晒外界温度升高时皮损也显得更为明显。检查：鼻尖及两翼红斑，皮肤油腻，面颊及额部也可见显著红斑，浅表毛细血管扩张，在红斑上有散在性丘疹及脓疱，部分呈现毛束疔及化脓性痤疮。

舌脉： 舌质红，苔薄黄腻，脉滑小数。

辨证： 阳明血热，胃火熏肺，风寒外侵，血瘀凝结，皮络受阻。

治则： 清泄肺胃，凉血活血。

方药： 枇杷清肺饮合凉血五花汤加减。药用枇杷叶6g，桑白皮9g，黄芩9g，生地黄15g，牡丹皮9g，赤芍9g，川芎9g，玫瑰花9g，槐花9g，金银花9g，红花6g，菊花6g，白花蛇舌草15g，虎杖12g。外用硫黄、大黄各5g加水100mL煎液涂擦患处，每日2次。

经上方持续服用并调整饮食结构，避免日光刺激，睡眠及精神上自我调节，红斑明显消退，基本痊愈。

【按】 酒渣鼻是一种仅发于面部的红斑和毛细血管扩张的慢性皮肤病。早在《黄帝内经》中就有记载，如《素问·生气通天论》中说："劳汗当风，寒薄为渣，郁乃痤。"《素问·热论》中说："脾热病者，鼻先赤。"其对酒渣鼻的病因作了概要的论述。酒渣鼻的发病乃素体脾胃中焦积热，肥甘辛辣助生胃火，外寒或风热束缚气血，皮络受阻发为红斑。本病与内分泌、自体局部的免疫功能失调有关。在临床上可分为红斑期、丘疹脓疱期及鼻赘期。中药清泄肺胃、凉血活血在临床上可以收到一定疗效，尤其对一、二期的酒渣鼻，顾老在中药治疗的同时，配合针灸、三棱针放血，每周1次，大椎、肺俞、胃俞用梅花针叩刺加拔罐，每周1次，曲池、内庭、照海针刺，另外使用二白穴（腕上4寸）清阳明热，用治疗痔疮大肠热的穴位治疗酒渣鼻，也有一定的异曲同工效果。